그림으로 이해하는 인체 이야기

소화기의 구조

야마다 아쓰오 감수 **차재명** 감역 **양지영** 옮김

BM (주)도서출판 **성안당**

사람은 살아가는 데 필요한 에너지를 흡수하기 위해서 음식물을 섭취한다. 소화기관이란 소화된 음식물에서 영양소를 흡수하고, 소화되지 않은 물질을 배출하는 기관이다.

소화기관에는 식도, 위, 소장, 대장 등의 소화관을 비롯해 간, 담관, 담낭, 췌장 등의 많은 장기가 관여하고 있어서 신체에서 매우 큰 비중을 차지하는 존재이며 중요한 역할을 담당하고 있다. 또한 양성, 악성에 상관없이 소화기 질환은 종류도 많고 다양한 데다 발생 빈도도 높아서 평소 소화기 질환을 가진 환자를 많이 볼 수 있다. 예를 들어 일본에서 암 사망자 중 상위는 소화기관암이고, 미란성식도염의 환자 수도 1,500만 명이나 된다고 한다.

따라서 의사만이 아닌 간호사, 의료기사와 같은 대부분의 의료인, 그리고 의료인을 희망하는 학생들에게 소화기관과 소화기 질환은 피할 수 없는 부분으로 어떤 분야의 일을 하든지 기본 지식이 될 것이다. 최근 의학의 발달로 인해 질환의 병태가 해명되면서 질환에 대응하는 치료법을 시행할 수 있게 되었고, 더불어 요구되는 지식의 양도 증가했다.

이 책에서는 소화기관의 각 장기를 해부하고 생리기능, 대표적인 소화기관 질환의 병태, 진단, 치료에 대한 내용을 간결한 일러스트와 함께 쉽게 이해할 수 있도록 설명했다. 이 책이 더욱 많은 의료인과 의료인을 희망하는 학생들에게 도움이 되기를 바란다.

도쿄대학 의학부 부속병원 소화기내과

야마다 아쓰오

4장 영양소의 소화와 흡수 109

5장 소화기관에 발생하는 증상 ──────── 135

6장 소화기관의 대표 질환 ──────── 151

미주신경의 기능

POINT
- 소화기관의 기능은 자율신경에서 조절한다.
- 소화기관의 교감신경은 억제하고, 부교감신경은 촉진한다.
- 미주신경이 소화기관의 기능을 조절한다.

소화기관의 기능은 자율신경이 조절한다

소화기관은 항상 일정한 수준으로 작용하는 것이 아니라 상황에 따라서 활발해지기도 하고 느려지기도 한다. 그러한 조절은 소화기관의 뜻과 상관없이 작용하는 자율신경에 의해 이루어진다.

자율신경에는 교감신경과 부교감신경이 있고, 서로 균형을 이루면서 몸의 기능을 조절한다. 교감신경은 적을 만나거나 스트레스를 느꼈을 때 강하게 작용하는 신경으로 몸을 전투태세로 만든다. 전투태세일 때는 천천히 식사할 상황이 아니기 때문에 교감신경은 소화기관의 작용을 억제한다. 한편, 부교감신경은 안전할 때나 편안한 상태일 때 강하게 작용하는 신경이다. 그런 상황은 식사에 적합하기 때문에 부교감신경은 소화기관 기능을 촉진하는 구조로 이루어져 있다.

가장 중요한 미주신경

소화기관의 기능을 조절하는 신경 중에서 가장 중요한 것은 미주신경이다. 미주신경은 뇌간(뇌줄기)에서 나와 경부를 지켜 흉부, 복부로 길게 이어지고 신경줄기가 여기저기로 뻗어 있는 뇌신경이다. 그 모습이 마치 미주(迷走: 정해진 길 외의 길로 달린다-옮긴이)하는 것처럼 보여 붙여진 이름이다.

미주신경은 식도, 위, 십이지장, 소장, 대장의 전반부나 간장, 담낭, 췌장과 같은 대부분의 소화기관을 지배한다. 이 신경이 작용하면 위액이나 췌액의 분비, 장의 연동운동이 촉진되어 간에서 글루코오스가 글리코겐으로 저장되면서 혈당이 떨어진다.

16

시험에 나오는 어구

미주신경
제10뇌신경이라고도 불리고 자율신경의 부교감신경 기능을 가지고 있다. 뇌간에서 나와 경부에서 복부를 거쳐 많은 내장을 지배한다.

키워드

글루코오스와 글리코겐
글루코오스는 포도당을 말한다. 글루코오스는 단당류를 활동 에너지원으로 사용하기 쉬운 물질이다. 혈당은 혈액 속의 글루코오스의 농도를 말한다. 글루코오스를 많이 연결한 것이 글리코겐으로 간에서는 글리코겐의 형태로 글루코오스를 저장한다.

메모

뇌신경
뇌와 척수로 구성된 중추신경으로 드나드는 말초신경 중에 뇌에 직접 들어오는 말초신경을 말한다. 12개의 뇌신경이 있고 번호가 붙어 있다.

POINT
해당 페이지에서 학습할 내용의 포인트를 항목별로 정리하였다.

세 가지 주석
시험에 나오는 어구
각종 자격시험에서 출제빈도가 높은 어구를 뽑아 설명하였다.

키워드
본문 중에서 중요한 용어를 설명하였다.

메모
더 깊이 이해하기 위한 보충설명과 더 자세한 내용을 적어놓았다.

미주신경의 주행

소화기관의 기능을 조절하는 것은 자율신경이고, 특히 부교감신경의 작용을 가진 미주신경이 중심이 된다. 미주신경은 뇌신경의 하나로 뇌간에서 나와서 하복부까지 신경줄기가 뻗어 있다.

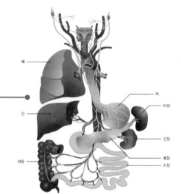

폐
위
간
비장
신장
췌장
대장
소장

Athletics Column

척수손상과 소화기관의 기능

운동하다가 사고 등으로 경추에 손상을 입으면 손상된 부분을 기준으로 아래쪽의 다양한 기능을 잃게 된다. 하지만 위장 기능은 거의 유지되기 때문에 대부분의 경우에는 필요한 영양을 식사로 섭취할 수 있다. 그것은 소화기관의 내장기능을 관리하는 미주신경이 경추보다 위쪽에 있는 연수에서 나오기 때문이다.

17

컬러 일러스트와 해설
소화기관의 구조를 알기 쉽게 컬러 일러스트로 그려 놓았다.

칼럼
칼럼은 두 종류가 있다. Athletics COLUMN은 운동과 신체에 관한 폭넓은 지식을 적어 놓았고 COLUMN은 해당 페이지에서 더 깊이 알아두면 좋은 내용에 대해 충분히 설명해 놓았다.

소화기관 구조의 개요

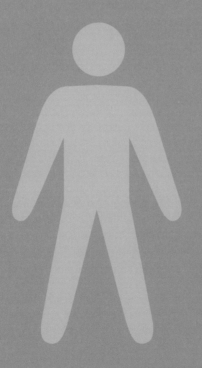

소화기관의 구조

- 소화기관이란 음식물의 소화와 흡수를 담당하는 기관이다.
- 입에서 항문으로 연결된 소화관이 소화기관의 중심이다.
- 간, 췌장, 담낭도 소화기관 중 하나이다.

소화와 흡수를 담당하는 기관

사람은 먹지 않고 살 수 없다. 성장에 필요한 영양소를 광합성으로 생성하는 식물과는 달리 사람은 살아가는 데 필요한 영양소(p.110)를 음식물로 섭취해야 한다. 입으로 섭취한 음식물은 체내에서 받아들이기 쉬운 형태로 분해할 필요가 있다. 그 기능을 소화라 하고, **소화**한 물질을 체내로 거둬들이는 일을 **흡수**라 한다. 그리고 그러한 역할을 담당하는 것이 소화기관이다. 게다가 소화기관은 흡수한 물질을 이용해서 우리 몸에 필요한 물질을 합성하거나, 소화·흡수하지 못하고 남은 찌꺼기를 배설하는 일도 한다.

위장관과 간 등의 장기로 이루어져 있다

소화기관의 중심은 입(p.24)에서 항문(p.76)으로 연결되는 하나의 관인 **소화관**이다. 소화관에는 인두(p.34), 식도(p.38), 위(p.40), 십이지장(p.46), 공장·회장(p.50), 대장(p.66)과 같은 부분이 있다. 위장관의 안과 밖이 연결되어 있어서 무균상태는 아니다. 특히 장에는 많은 **미생물**이 서식하고 있고(p.62), 사람에게 피해를 주는 균을 죽여주는 균이나 소화·흡수하고 남은 찌꺼기를 분해해서 인체에 유익한 물질을 만드는 균도 있다.

또한 음식물의 소화를 돕는 **소화액**을 만들거나 그것을 소화관으로 분비하는 췌장(p.100)과 담낭(p.96), 흡수한 영양소를 저장하거나 가공하는 등의 많은 역할을 하는 간(p.82)도 소화기관 중 하나이다.

 시험에 나오는 어구

소화관
입에서 항문으로 연결된 관 모양. 구강. 인두. 식도. 위. 십이지장. 소장. 대장 등의 각 부분으로 나눠져 있다.

소화액
음식물을 소화시키는 소화효소를 가지고 있는 체액. 타액, 위액, 췌액, 장액이 있다.

 키워드

소화
마시거나 먹은 것을 흡수할 수 있는 형태로 분해하는 것.

흡수
소화관 안에 있는 소화된 물질을 혈관이나 림프관 속으로 흡수하는 것.

 메모

미생물
세균막과 세균벽을 가진 단세포 생물로 세균핵은 없다. 인체에는 소화관이나 피부에 100조 개 이상의 미생물이 서식한다고 한다.

소화기관의 전체 구조

소화기관이란 음식물의 소화와 흡수를 담당하는 기관으로 입에서 항문으로 연결되는 소화관과 간, 췌장, 담낭으로 구성된다.

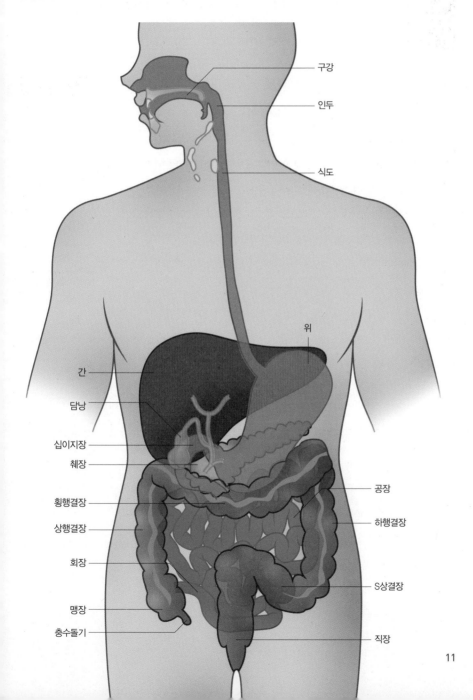

구강

인두

식도

위

간

담낭

십이지장

췌장

횡행결장

상행결장

회장

맹장

충수돌기

공장

하행결장

S상결장

직장

11

입에서 항문까지 음식물 여행

음식물을 흡수할 수 있는 형태로 소화시킨다

소화기관은 음식물을 소화시켜서 몸에 필요한 영양소를 흡수하는 일을 한다. 흡수한 영양소는 몸이 활동하기 위한 에너지원으로 뼈나 근육, 피부, 혈액과 같이 몸을 만드는 구조물의 재료나, 또는 몸의 여러 가지 기능이 정상적으로 작동하는 데 이용된다.

음식물의 원래 상태로는 영양소로 흡수되지 못한다. 영양소는 소장 점막을 덮고 있는 **융모에 있는 흡수상피세포**를 통해서 혈관이나 림프관으로 흡수된다. 따라서 입으로 들어가 소장에 도달할 때까지 세포막이나 혈관 등의 벽을 통과할 수 있을 정도의 작은 입자로 분해=소화되어야 한다. 소화에는 치아로 씹거나 소화관이 활발하게 움직임으로써(p.18) 내용물을 휘저어 섞거나 잘게 부수는 **기계적(물리적) 소화**와, 소화효소에 의해 분자사슬을 끊어서 작은 입자로 만드는 **화학적 소화**가 있다.

흡수된 영양소는 간으로, 찌꺼기는 변으로

흡수된 영양소의 대부분은 간으로 보내진다. 간은 도착한 영양소를 저장하고, 그것을 재료로 삼아 몸에 필요한 물질을 합성해서 온몸으로 보낸다. 약이나 알코올 등의 독소를 해독하는 것도 간이 하는 일이다(p.88~91). 한편 영양소를 흡수하고 남은 '찌꺼기'는 대장을 통과하는 동안에 수분이 빠지면서 변(똥)이 되어 항문으로 배출된다.

입으로 들어가서 항문으로 나올 때까지의 음식물 여행은 정상일 경우 언제나 일방통행이다.

음식물 여행은 일방통행

입으로 섭취한 음식물은 소화관을 통과하는 동안 조금씩 소화되어 소장에서 영양소가 흡수된다. 남은 찌꺼기는 변(똥)으로 배설된다.

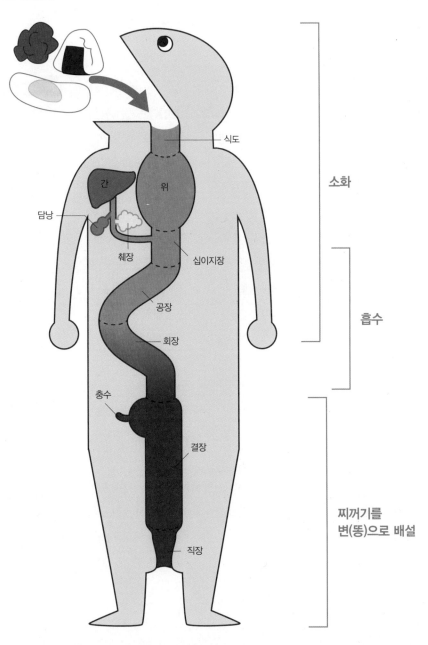

식도

간

위

담낭

쵀장

십이지장

공장

회장

충수

결장

직장

소화

흡수

찌꺼기를
변(똥)으로 배설

소화기관
구조의 개요

소화기관의 출혈과 혈관

POINT

- 소화기관에 혈액을 전달하는 동맥은 복부대동맥에서 분지한다.
- 소화관에서 나오는 정맥 대부분이 문맥이 되어 간으로 들어간다.
- 간에서 나온 간정맥이 심장으로 되돌아간다.

소화기관에 혈액을 보내는 동맥의 흐름

소화기관에는 주로 **복강동맥**, **상장간막동맥**, **하장간막동맥**이라는 3 개의 두꺼운 동맥이 혈액을 보내는 일을 한다. 그러나 식도 윗부분이나 직장 아랫부분에는 이 3개와는 다른 동맥에서 혈액이 공급된다.

복강동맥은 심장에서 나온 대동맥이 횡격막을 관통해 복부로 들어간 복부대동맥에서 갈라져 나온 동맥으로, 식도 아래 3분의 1, 위, 간, 십이지장, 췌장으로 혈류를 보낸다. 상장간막동맥은 복강동맥 바로 밑에서 뻗어 나온 동맥으로 췌장, 십이지장, 소장의 대부분, 대장의 앞부분에 혈액을 보낸다. 또한 하장간막동맥은 복부대동맥 아래에서 뻗어 나온 동맥으로 대장의 뒷부분에서 직장의 앞부분에 혈액을 공급한다.

소화기관에서 나온 정맥의 흐름

정맥이란 장기에서 나와서 심장으로 다시 들어가는 혈관을 말한다. 정맥에는 보통 장기를 거쳐 '사용이 끝난' 혈액이 흐르는데, 소화관에서 나온 정맥에는 소화관에서 흡수한 영양소가 넉넉하게 포함되어 있고, 저장이나 가공을 위해서 일단은 간으로 모인다.

간으로 모인 소화관에서 나온 정맥은 **상장간막정맥**과 **하장간막정맥**이 되고, 위나 췌장에서 나오는 정맥과 합류해서 **문맥**이 되어 간으로 들어간다. 간으로 들어가면 계속 분지해서 저장이나 가공을 위해 육각형 모양의 기능적인 최소단위인 간소엽(p.84) 사이를 통과한 후 합류해서 간정맥이 되고, 간에서 나와 다시 심장으로 되돌아간다.

 시험에 나오는 어구

복강동맥
복부대동맥이 시작하는 부분에서 갈라져 나온 동맥

상장간막동맥
복강동맥의 바로 밑에서 뻗어 나온 동맥

하장간막동맥
복부대동맥 아래에서 뻗어 나온 동맥

상강간막정맥·하장간막정맥
위장에서 나오는 혈관은 모여서 상장간막정맥과 하장간막정맥이 되고, 합류해서 문맥이 되어 간으로 들어간다.

문맥
위에서 나온 혈액을 모아서 간으로 들어가는 혈관. 간문맥이라고도 한다.

 메모

문맥의 의미
문맥이란 두 개의 모세혈관 사이에 끼어 있는 혈관을 말한다. 소장과 같은 장기의 모세혈관이 모여서 문맥이 되고, 다시 간에서 모세혈관망으로 들어간다.

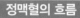

소화기관의 혈액 흐름

소화기관을 흐르는 혈관에는 소화기에 혈액을 보내는 동맥과, 소화기에서 나온 혈액을 보내는 정맥이 있다.

동맥혈의 흐름

소화기관에는 주로 복부대동맥에서 분지되는 복강동맥, 상장간막동맥, 하장간막동맥이 혈액을 보내는 일을 한다.

정맥혈의 흐름

소화관에서 나온 정맥은 모여서 문맥이 되고 간으로 들어간다. 간에서 나온 간정맥이 심장으로 되돌아간다.

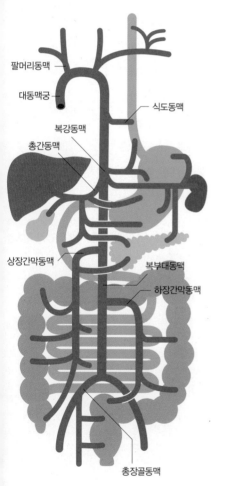

팔머리동맥
대동맥궁
복강동맥
총간동맥
상장간막동맥
식도동맥
복부대동맥
하장간막동맥
총장골동맥

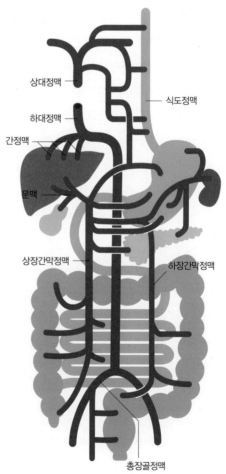

상대정맥
하대정맥
간정맥
문맥
상장간막정맥
식도정맥
하장간막정맥
총장골정맥

미주신경의 기능

소화기관의 기능은 자율신경이 조절한다

소화기관은 항상 일정한 수준으로 작용하는 것이 아니라 상황에 따라서 활발해지기도 하고 느려지기도 한다. 그러한 조절은 소화기관의 뜻과 상관없이 작용하는 자율신경에 의해 이루어진다.

자율신경에는 **교감신경**과 **부교감신경**이 있고, 서로 균형을 이루면서 몸의 기능을 조절한다. 교감신경은 적을 만나거나 스트레스를 느꼈을 때 강하게 작용하는 신경으로 몸을 전투태세로 만든다. 전투태세일 때는 천천히 식사할 상황이 아니기 때문에 교감신경은 소화기관의 작용을 억제한다. 한편, 부교감신경은 안전할 때나 편안한 상태일 때 강하게 작용하는 신경이다. 그런 상황은 식사에 적합하기 때문에 부교감신경은 소화기관 기능을 촉진하는 구조로 이루어져 있다.

가장 중요한 미주신경

소화기관의 기능을 조절하는 신경 중에서 가장 중요한 것은 **미주신경**이다. 미주신경은 뇌간(뇌줄기)에서 나와 경부를 거쳐 흉부, 복부로 길게 이어지고 신경줄기가 여기저기로 뻗어 있는 **뇌신경**이다. 그 모습이 마치 미주(迷走: 정해진 길 외의 길로 달린다-옮긴이)하는 것처럼 보여 붙여진 이름이다.

미주신경은 식도, 위, 십이지장, 소장, 대장의 전반부나 간장, 담낭, 췌장과 같은 대부분의 소화기관을 지배한다. 이 신경이 작용하면 위액이나 췌액의 분비, 장의 연동운동이 촉진되어 간에서 **글루코오스가 글리코겐으로** 저장되면서 혈당이 떨어진다.

미주신경의 주행

소화기관의 기능을 조절하는 것은 자율신경이고, 특히 부교감신경의 작용을 가진 미주신경이 중심이 된다. 미주신경은 뇌신경의 하나로 뇌간에서 나와서 하복부까지 신경줄기가 뻗어 있다.

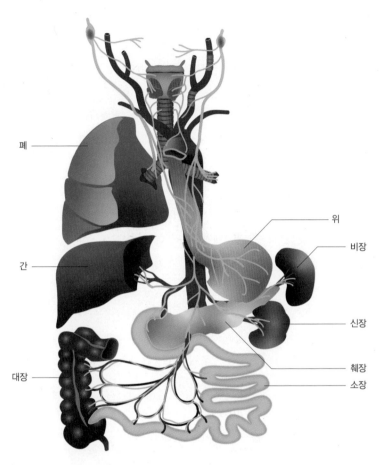

폐

간

대장

위

비장

신장

췌장

소장

척수손상과 소화기관의 기능

운동하다가 사고 등으로 경추에 손상을 입으면 손상된 부분을 기준으로 아래쪽의 다양한 기능을 잃어 손발을 움직이지 못하게 되고 목부터 아래쪽 감각이 없어진다. 하지만 위장 기능은 거의 유지되기 때문에 대부분의 경우에는 필요한 영양을 식사로 섭취할 수 있다. 그것은 소화기관의 내장기능을 관리하는 미주신경이 경추보다 위쪽에 있는 연수에서 나오기 때문이다.

소화관의 연동운동

- ●소화관 속의 내용물은 어떤 자세에서도 일방통행으로 이동한다.
- ●소화관의 연동운동으로 음식물이 위에서 아래로 보내진다.
- ●일부 소화관에서는 진자운동과 분절운동도 나타난다.

음식물을 이동시키는 역할

먹거나 마시거나 한 음식물이 입으로 들어가면 항문까지 일방통행으로 이동한다. 물구나무서기를 하거나 무중력 속에서도 일방통행은 변하지 않는다. 이는 소화관 전체가 꿈틀꿈틀 움직이면서 음식물을 이동하는 방향 쪽으로만 밀어내기 때문이다.

일방통행의 흐름은 소화관 전체에서 똑같이 나타나는 **연동운동**이다. 꿈틀거린다는 의미의 연동(蠕動)은 애벌레가 기어가는 것처럼 보여서 붙은 이름이다. 내용물의 앞쪽은 이완되고 뒤쪽은 수축되는데, 이 이완과 수축이 이동하면서 내용물을 보내는 것이다.

소화관에는 자바라호스가 늘어났다 줄어들었다 하면서 움직이는 **진자운동**이나, 장과 이웃한 부분이 일정한 간격으로 수축과 이완을 교차 반복하는 **분절운동**이 나타난다. 이러한 운동은 내용물을 이동시킬 힘은 없지만 내용물을 작게 부수거나 섞는 효과가 있다.

소화관 벽에 있는 근육이 움직임을 생성한다

연동운동은 소화관 벽에 근육층이 있기 때문이다. 소화관벽은 안쪽에서부터 점막층, 점막하층, 근육층, 장막층으로 이루어져 있다(식도는 장막이 없다). 그리고 근육층은 안쪽의 윤상근과 바깥쪽의 종주근의 2중구조로 되어 있다(위만 부분적으로 3중구조. p.40). 연동운동과 분절운동은 주로 윤상근, 진자운동은 주로 종주근에서 일어난다. 소화관벽의 근육은 몸을 움직이는 근육과 달리 자신의 뜻대로 움직일 수 없다(불수의근).

연동운동
소화관의 내용물 앞쪽이 이완하고 뒤쪽이 수축하면서 내용물을 앞쪽으로 보내는 움직임. 소화관 전체에서 보인다.

진자운동
자바라호스가 늘어났다 줄어들었다가 하는 움직임으로 소화관의 내용물을 휘저어 섞는다. 공장에서 자주 보인다.

분절운동
소화관 바로 옆에 있는 부분이 수축과 이완을 교차반복하면서 내용물을 잘게 부수고 휘저어 섞는다. 회장에서 자주 보인다.

불수의근
소화관이나 혈관 등의 벽에 있는 근육은 자신의 의지로는 움직일 수 없기 때문에 불수의근이라고 한다. 또한 표면에 줄무늬 같은 것이 없어서 평활근이라고 한다. 움직임은 자율신경계에 의해 조절된다.

연동운동의 속도
연동운동으로 내용물이 이동하는 속도는 대략 1초에 1cm라고 한다.

소화관의 운동

소화관의 운동에는 다음과 같이 3종류가 있다.

연동운동

내용물 앞쪽이 이완되고 뒤쪽이 수축하면서 내용물이 앞쪽으로 이동한다.

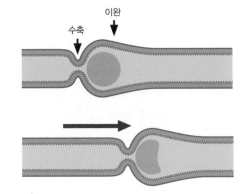

진자운동

자바라호스가 늘어났다 줄어들었다 하는 운동이다. 내용물을 휘저어 섞는다.

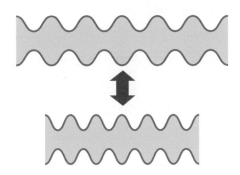

분절운동

소화관 바로 옆에 있는 부분이 수축과 이완을 반복한다. 내용물을 작게 부수고, 휘저어 섞는다.

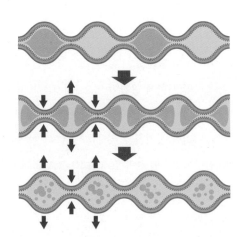

복막은 장기의 위치를 지킨다

POINT
- 복막은 복강 안쪽과 장기를 둘러싸고 있는 투명한 막이다.
- 복벽에 붙어 있는 벽측복막과 장기를 둘러싸고 있는 장측복막은 하나의 주머니 형태이다.
- 장기를 둘러싸고 매달아서 정상적인 위치를 지킬 수 있도록 도와준다.

복막 덕분에 복부의 장기가 떨어지지 않는다

횡격막 아래에 있는 뱃속 공간을 복강이라고 한다. 복강에는 소화관을 시작으로 신장, 방광, 췌장, 여성의 경우 난소와 자궁과 같은 많은 장기가 들어 있다. 그러한 장기는 대부분 자신의 위치를 지키고 있어서 아무리 날뛰어도 밑으로 떨어지는 일은 없다. 그것은 **복막**이라 불리는 막이 장기를 보호하고 있기 때문이다.

복막은 얇은 반투명막으로 복강 안쪽에 붙어 있는 부분을 **벽측복막**, 장기 표면을 덮고 있는 부분을 **장측복막**이라고 한다. 복막은 복강에 있는 많은 장기를 매달고 있어서 정상적인 위치를 유지할 수 있게 해준다. 또한 벽측복막과 장측복막은 서로 연결되어 있어서 전체적으로 하나의 주머니처럼 되어 있다. 그 속에 있는 공간인 복막강에는 소량의 물(**장액**)이 들어 있어서 몸의 움직임으로 장기가 흔들릴 때 마찰을 줄여준다.

또한 장측복막이 이중으로 되어 있는 것을 장간막이라 하고, 그곳에는 장기로 드나드는 신경과 혈관이 지나간다.

복막보다 뒤쪽에 있는 장기는 별로 움직임이 없다

등쪽 복벽과 벽측복막 사이에 공간이 있고, 이것을 **복막후강(후복막강)**이라고 한다. 복막후강에는 신장과 요관, 십이지장, 상행결장, 하행결장, 직장이 있고, 이러한 장기들을 **복막후기관(후복막기관)**이라고 한다. 복막후기관은 장측복막으로 덮여 있지 않고, 복벽과 벽측복막 사이에 끼어 있듯이 고정되어 있어서 몸을 움직여도 별로 움직이지 않는다.

시험에 나오는 어구

복막
복강 내측과 복강 안쪽에 있는 많은 장기의 표면을 덮고 있는 반투명의 얇은 막.

벽측복막
복막의 복강 벽(복벽) 안쪽에 붙어 있는 부분. 장측복막과 연결되어 하나의 주머니로 되어 있다.

장측복막
복막의 장기를 덮고 있는 부분. 벽측복막과 연결되어서 하나의 주머니로 되어 있다.

복막후강
등쪽의 복벽과 벽측복막 사이에 있는 공간. 십이지장이나 췌장 등의 일부 장기가 여기에 있다.

후복막기관
복막후강에 있는 장기로 복벽과 복막 사이에 끼어서 고정되어 있다. 신장, 요관, 췌장, 십이지장, 상행결장, 하행결장, 직장 등이 있다.

복막의 구조

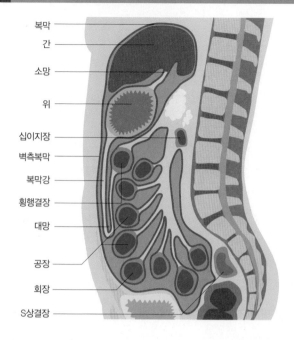

복막
간
소망
위
십이지장
벽측복막
복막강
횡행결장
대망
공장
회장
S상결장

복막은 복벽 안쪽과 장기 표면을 덮은 막이다. 복벽에 붙어 있는 벽측복막과 장기 표면을 덮은 장측복막이 있다. 둘은 연결되어 하나의 주머니로 되어 있다.

복막후강

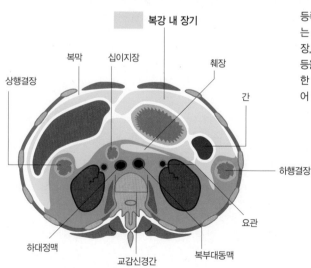

복강 내 장기

복막   십이지장   췌장
상행결장
간
하대정맥
교감신경간
복부대동맥
요관
하행결장

등쪽 복벽과 벽측복막 사이에 있는 공간을 말한다. 여기에 있는 췌장, 십이지장, 상행결장, 하행결장 등을 복막후기관이라고 한다. 이러한 장기는 복벽과 복막 사이에 끼어 있듯이 고정되어 있다.

21

음식물을
입으로 먹는 것의 중요함

식사를 준비하거나 씹어서 먹는 일이 귀찮다고 그냥 수액으로 영양을 공급하면 좋겠다고 생각하는 사람들이 있다. 미래의 식사는 분명히 그렇게 바뀔 거라고 생각할 테지만 그것은 틀린 생각이다.

예를 들어 근육을 사용하지 않으면 조금씩 쇠퇴해서 근육량과 근력이 감소한다는 것은 잘 알려진 사실이다. 소화관도 마찬가지로 오랫동안 사용하지 않으면 소화관 운동(p.18)이 눈에 띄게 저하되기 때문에 근층이 얇아져서 점막이 위축되고 소장의 융모(p.54)가 점점 사라진다. 그뿐만이 아니라 소화기관 전체의 60%를 책임진다고 하는 면역 기능(p.64)도 저하된다. 그래서 가능한 한 영양은 입으로 음식물을 먹어서 섭취하도록 해야 한다.

음식물을 입으로 먹어서 영양을 섭취하는 것을 경구 섭취라고 한다. 당연한 일이지만, 경구 섭취는 모든 소화기관을 사용한다. 그러나 고령자나 위장병이 있는 사람, 수술 후에는 상황에 따라서 경구 섭취가 아닌 다른 방법으로 영양을 섭취하기도 한다.

음식물을 씹거나 삼키는 데 문제가 있지만, 위장의 소화·흡수 기능이 유지되는 경우에는 코에서 위까지 튜브를 끼워서 영양제를 주입하는 경장 영양이나 배에 뚫어놓은 구멍에서 위로 튜브를 끼워서 영양제를 넣는 위루와 같은 방법을 쓴다. 이러한 방법이라면 위장 기능은 제대로 사용하기 때문에 점막의 위축과 같은 문제는 예방할 수 있다.

소화관 수술이나 심한 위장염으로 위장에 음식물을 넣을 수 없는 경우에는 정맥에 주삿바늘이나 튜브를 꽂아서 영양제를 투여하는 정맥 영양을 실행할 수밖에 없다. 손발의 정맥으로 투여하는 일반적인 수액으로는 농도가 높은 것을 투여하지 못해서 충분한 영양을 섭취하지 못할 경우가 있다. 한편 쇄골 밑 정맥으로 튜브를 삽입하는 중심정맥영양법은 튜브 끝을 심장 근처까지 넣어서 다소 농도가 높은 영양제를 투입할 수 있다. 정맥 영양은 소화관의 기능을 전혀 사용하지 않기 때문에 되도록 빨리 경구 섭취나 경장 영양으로 바꾸는 것이 바람직하다.

소화관의 구조와 기능

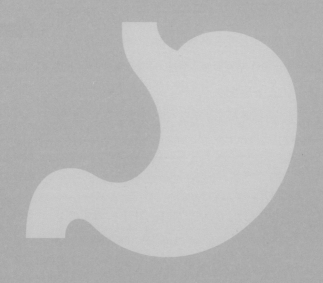

입은 소화관의 입구

- 입 안의 공간을 구강이라고 한다.
- 구강 안은 점막으로 덮여 있고 타액으로 젖어 있다.
- 음식물을 씹고 전분을 소화하기 시작한다.

구강의 구조

입은 소화관의 입구이다. 입안의 공간을 **구강**이라고 한다. 바깥쪽에는 입술이 있고, 그 주변에는 **구륜근**이나 대·소협골근 등 입술을 움직이는 근육이 붙어 있다. 입의 골격은 하악골(아래턱뼈)과 상악골(위턱뼈) 등으로 구성되어 하악골과 함께 관절을 만드는 측두골(관자뼈)도 구강의 기능과 관련이 있다.

구강 안은 점막으로 덮여 있고 항상 타액(p.26)으로 젖어 있다. 치아(p.28)는 상악골과 하악골에 심어져 있고, 뿌리 부분은 잇몸으로 덮여 있다. 아래턱의 치열 안쪽에 혀(p.30)가 있다. 혀는 근육덩어리로 활발하게 움직이고, 표면의 점막에는 맛을 느끼는 미뢰가 많이 있다.

구강 내의 천장 부분을 **구개**(입천장)라고 한다. 구개골(입천장뼈)이 있어 단단한 곳이 경구개(단단한 입천장), 그 안쪽 부드러운 부분이 연구개(물렁입천장)이다. 연구개의 가운데에는 '목젖'이라 불리는 구개수가 달려 있다. 구개 안쪽이 인두(p.34)이고, 그 아래쪽에 식도가 있다.

소화기관으로서의 기능

입이 하는 일은 음식물을 씹고, 맛보고, 삼키는 것이다. 혀로 음식물을 이동시키면서 턱과 뼈로 음식물을 씹어서(p.32) 잘게 만들고(기계적 소화) 타액과 섞어서 전분의 소화(화학적 소화)를 시작한다. 또한 짠맛이나 단맛 등의 맛 성분을 혀의 미뢰로 느끼면서 음식물의 맛을 본다. 어느 정도 잘게 부서진 음식물은 구강 안쪽으로 보내어 삼킨다(연하, p.36).

구강의 구조

입안을 구강이라고 한다. 구강에는 치아, 혀, 타액선 등이 있다.

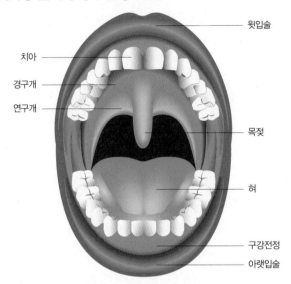

- 윗입술
- 치아
- 경구개
- 연구개
- 목젖
- 혀
- 구강전정
- 아랫입술

입의 주변 근육

입 주변에는 입술이나 볼을 움직이는 근육이 붙어 있다. 피부에 붙어 있는 근육으로 표정을 만드는 기능도 있다.

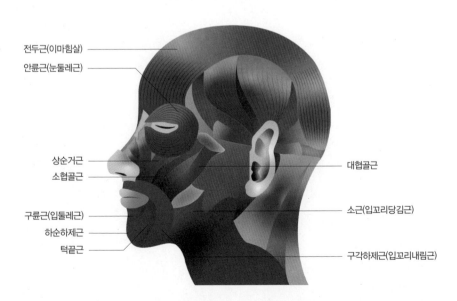

- 전두근(이마힘살)
- 안륜근(눈둘레근)
- 상순거근
- 소협골근
- 구륜근(입둘레근)
- 하순하제근
- 턱끝근
- 대협골근
- 소근(입꼬리당김근)
- 구각하제근(입꼬리내림근)

타액선과 타액

- 타액선에서 분비되는 타액에는 뮤신과 아밀라아제가 있다.
- 이하선, 악하선, 설하선을 대타액선이라고 한다.
- 구강 내에는 대타액선 외에도 소타액선이 다양한 부위에 존재한다.

대타액선은 이하선, 악하선, 설하선

하루에 타액(침)의 분비량은 1~2ℓ로 대부분이 식사할 때 분비된다.

타액은 타액선(침샘)에서 분비된다. 타액선에는 타액을 흘려보내는 큰 도관이 있는 **대타액선**과 쌀알이나 팥알 정도의 크기로 구강점막 여기저기에 있는 **소타액선**이 있다. 대타액선에는 귀밑 피하에 있는 이하선(귀밑샘), 하악골 안쪽 아래에 있는 악하선(턱밑샘), 혀와 아래 치열 사이에 있는 설하선 3개가 있다. 이하선의 도관은 윗니 2대구치의 옆쪽으로, 악하선의 도관은 설소대 아래 설하소구에 개구한다. 또한 설하선의 도관은 한 개가 설하소구에 개구하는 것 외에도 몇 개의 짧은 도관이 위로 향해서 혀뿌리에 개구한다.

끈적끈적한 타액과 맑은 타액

타액선에는 점액세포와 장액세포가 나란히 있다. 점액세포는 **뮤신**이라는 끈적끈적한 물질을 분비하고, 음식물이나 점막 표면을 미끌미끌하게 해서 삼키기 쉽게 만든다. 장액세포는 전분 등의 당질을 부드럽게 분해하는 **아밀라아제**라는 소화효소를 가지고 있는 맑은 타액을 분비한다.

타액의 분비는 자율신경(p.16)에 의해서 조절된다. 편안한 상태에서 부교감신경이 활발해지면 장액세포에서 분비량이 증가해 맑은 타액이 된다. 반대로 긴장하거나 스트레스로 교감신경이 활발해지면 타액의 양이 감소하는 데다 분비되는 단백질량이 증가하기 때문에 끈적끈적한 타액이 된다.

대타액선
크고 도관이 있는 타액선을 말한다. 이하선, 악하선, 설하선이 있다.

소타액선
구강점막 여기저기에 있는 작고 도관이 없는 타액선.

뮤신
당단백질의 끈적끈적한 물질. 동물의 체내에서 분비된 점액에 들어 있다. 낫토나 오크라의 끈적끈적한 성분도 뮤신이다.

타액 속의 아밀라아제
밥을 오래 씹으면 단맛을 느끼는 이유는 아밀라아제의 작용으로 말토오스가 생기기 때문이다. 그러나 평소에는 구강 내에 음식물이 머무는 시간이 짧아서 타액 속의 아밀라아제에 의한 소화는 거의 이루어지지 않는다.

대타액선(이하선, 악하선, 설하선)

도관이 붙어 있는 큰 타액선을 대타액선이라고 한다. 대타액선에는 이하선, 악하선, 설하선이 있다.

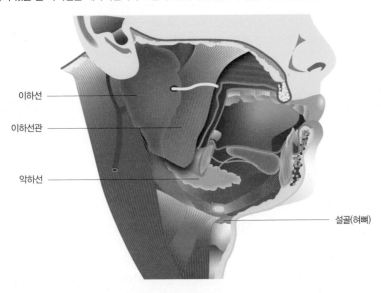

이하선

이하선관

악하선

설골(혀뼈)

악하선과 설하선의 위치와 도관

악하선을 위에서 본 모습이다. 악하선은 치열의 뒤쪽에 설하선은 대구치의 안쪽 점막 밑에 위치한다. 이 2가지 타액선의 도관이 개구하는 설하소구는 절치(문치)의 안쪽 점막에 있다.

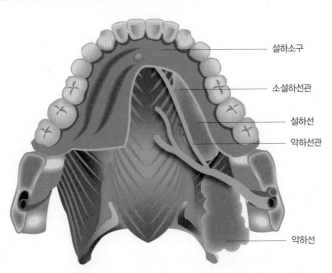

설하소구

소설하선관

설하선

악하선관

악하선

치아, 유치와 영구치

- 치아는 상악골과 하악골에 심어져 있고, 치열궁을 만든다.
- 유치는 20개로 초등학생 때 차례대로 영구치로 변한다.
- 영구치는 사랑니까지 포함해서 32개이다.

절단하고, 찢고, 으깬다

이빨의 정식 명칭은 **치아**이다. 상악골과 하악골에 심어져 있고 그 모양이 활처럼 보여서 전체를 상치열궁, 하치열궁이라고 한다. 치아가 뼈에 심어져 있는 부분이 치근(치아뿌리), 밖으로 나와 있는 부분이 치관(치아머리), 그 사이에 조금 좁아진 부분이 치경부이다. 치아는 대부분이 상아질로 이루어져 있는데, 치관은 에나멜질이고 치근은 시멘트질로 감싸고 있다.

치아 속에는 치수강이라는 동굴이 있고, 여기에 신경이나 혈관, 림프관으로 이루어진 치수가 지난다. 치경부와 치아가 심어져 있는 뼈 표면은 점막(구강점막)으로 감싸고 있다. 이 점막을 치육(잇몸)이라 부르지만, 엄밀히 말하면 치육은 치경부를 감싸고 있는 부분이다.

앞쪽에 위치한 절치는 얇은 모양으로 음식물을 서걱서걱 절단한다. 양쪽으로 견치(송곳니)가 있어서 음식물을 찢는 데 도움을 준다. 그 안쪽에 위치한 어금니는 상하 평편한 면으로 음식물을 씹고 으깬다.

유치에서 영구치로

생후 6~7개월부터 나오기 시작하는 **유치**는 2세부터 20개가 나온다. 유치는 6세부터 10~12개월에 걸쳐서 차례대로 빠지면서 **영구치**가 나오기 시작한다. 그러나 **제3대구치**는 18~20세 전후에 나오기 시작한다 (나오지 않기도 함). 영구치는 유치에 상하좌우 각 3개의 대구치(어금니)를 더해서 전부 합하면 32개가 된다. 충치나 치조농루 등으로 영구치를 잃으면 대신할 치아가 나오지 않아서 식사나 대화에 지장을 주게 된다.

 시험에 나오는 어구

치아
이빨을 말한다. 치관, 치경, 치근의 각 부분으로 나눠진다. 대부분은 상아질이고 치관은 에나멜질, 치근은 시멘트질로 감싸고 있다.

유치
생후 6~7개월부터 나오기 시작해서 2세에는 20개가 된다.

영구치
6세부터 10~12세에 걸쳐서 차례대로 유치가 빠지면서 영구치가 나온다. 단, 제3대구치는 18~20세에 나오는 경우가 많다. 전부 나오면 32개가 된다.

 키워드

제3대구치
가장 안쪽에 있는 영구치로 대체로 18~20세에는 나오지만, 나오지 않는 경우도 있다. 성인이 될 무렵에 나와서 '사랑니'라고 부른다.

치아의 구조

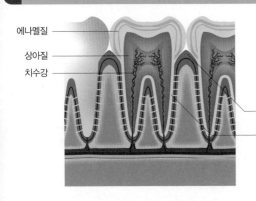

에나멜질

상아질

치수강

치육

시멘트질

대부분은 상아질로 이루어져 있고, 치관은 에나멜질, 치근은 시멘트질로 감싸져 있다. 치근에는 혈관이나 신경, 림프관으로 이루어진 치수가 들어 있는 치수강이 있다.

치아와 영구치

유치는 20개, 영구치는 32개이다. 유치는 초등학생 때 차례대로 빠지면서 영구치가 나온다. 그러나 제3대구치는 18~20세 즈음에 나오는 경우가 많다.

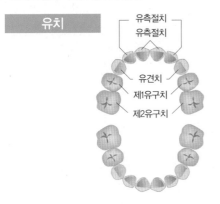

유치

유측절치

유측절치

유견치

제1유구치

제2유구치

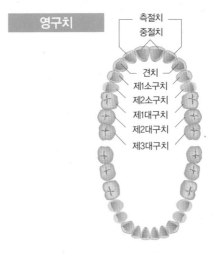

영구치

측절치

중절치

견치

제1소구치

제2소구치

제1대구치

제2대구치

제3대구치

Athletics Column

치아가 건강하면 운동 성과가 향상된다

치아가 고르지 않으면 충분한 힘을 발휘하지 못해서 밸런스 기능도 저하되고 운동 성과도 떨어진다는 것은 잘 알려져 있는 사실이다. 또한 치아가 나쁘면 음식물 섭취나 소화·흡수에도 안 좋은 영향을 미칠 가능성이 있다. 유명한 선수 대부분은 치아를 소중히 여긴다고 한다. 최고의 성과를 발휘하기 위해서는 치아의 건강검진이나 조기치료도 중요하다.

소화관의
구조와 기능

혀와 미각

POINT
- 혀는 근육덩어리로 저작, 연하, 발성에 관여한다.
- 맛은 혀나 구강 내의 점막에 있는 미뢰에서 느낀다.
- 사람이 느끼는 맛에는 짠맛, 단맛, 쓴맛, 신맛, 감칠맛이 있다.

저작, 연하, 미각, 발성에 관여하는 혀

혀는 근육덩어리다. 신축성이 있어 평편하게 만들거나 앞으로 쑥 내밀 수 있다. 음식물을 잘 저작하기 위해 여기저기로 움직여 충분히 저작한 음식물을 삼키기 위해 입 안쪽으로 보내는 것도 가능하다.

혀는 **미각**을 느끼는 감각기관이다. 미각은 혀의 점막에 있는 **미뢰**라고 부르는 장치로 느낀다. 혀는 발성에도 중요한 역할을 하고 풍부한 표정을 만드는 데도 도움을 준다.

미뢰의 구조와 미각의 감지

미뢰는 작은 구멍에 **미세포**(맛세포)와 지지세포가 들어 있는 50~70 ㎛ 정도의 장치로 꽃봉오리처럼 보여서 미뢰라는 이름이 붙었다. 혀의 표면에 울퉁불퉁하게 보이는 용상유두나 혀의 측면에 위치한 엽상유두, 혀의 뿌리에 있는 유곽유두 외에도 구강점막 여기저기에 흩어져 있다.

구멍의 입구 부분을 미공이라 하고, 여기에 미세한 돌기모양의 융모가 살짝 돌출되어 있다. 타액에 녹은 소금이나 설탕과 같은 맛성분이 융모에 붙으면 미세포가 그것을 느껴서 시그널을 뇌로 전달한다. 시그널이 뇌에 도착하면 같이 도착한 후각이나 시각, 청각 등의 정보를 통합해서 '맛'으로 인식하는 것이다. 그런데 사실 '맛'을 인식하기 위해서는 후각이 가장 중요하다. 코를 막고 음식을 먹으면 맛을 느낄 수 없다는 것이 그 증거이다.

사람이 감지할 수 있는 맛은 짠맛, 단맛, 쓴맛, 신맛, 감칠맛의 5종류이다. 매운맛은 통증의 감각이지 미각은 아니다.

시험에 나오는 어구

미각
맛의 감각. 혀 점막 등에 있는 미뢰에서 감지한다. 그러나 음식물에서 느끼는 맛있다는 감각은 미각, 후각, 시각, 청각, 촉각(식감이나 온도 등)과 같은 감각들이 통합된 것이다.

미뢰
혀 표면의 용상유두나 엽상유두 등에 있는 미각을 느끼는 장치. 구멍 속에 미세포가 있고, 여기에 맛성분이 붙으면 그것을 감지한다.

미세포
미뢰 속에 있고, 맛성분을 감지하는 세포. 수명은 열흘 정도로 미뢰 하단부에서 기저세포에서 만들어진 새로운 미세포와 교체된다.

키워드

설유두
혀 표면에 있는 울퉁불퉁한 것. 혀 전체에 있는 아주 미세한 것을 사상유두라고 한다. 사상유두보다 좀 더 크고 둥근 것을 용상유두. 혀 측면에 위치한 엽상유두. 혀 안쪽에 V자로 위치한 유곽유두가 있다. 사상유두에 미뢰는 없다.

혀의 구조와 유두의 위치

혀의 표면에 있는 울퉁불퉁한 것을 유두라고 한다. 전체적으로 퍼져 있는 작은 것을 사상유두, 그 속에 있는 좀 더 크고 둥근 것을 용상유두, 혀 측면에 있는 것을 엽상유두, 혀 안쪽에 V자로 위치한 것을 유곽유두라고 한다. 사상유두 외에 모두 미뢰가 있다.

미각 지도는 인정되지 않고 있다
과거에는 혀의 장소에 따라 느끼는 맛이 다르다고 생각해서 미각 지도가 만들어졌지만, 현재는 인정되지 않고 있다. 어떤 맛이든 혀 어디서나 느낄 수 있다.

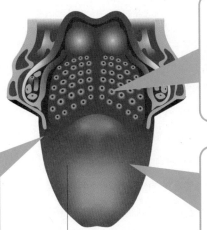

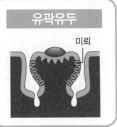

유곽유두

미뢰

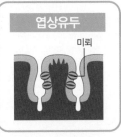

엽상유두

미뢰

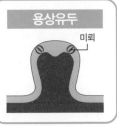

용상유두

미뢰

사상유두
(미뢰는 없다)

미뢰의 구조

맛을 감지하는 미뢰는 설유두 등에 있다. 구멍 속에 있는 미세포가 맛의 성분을 감지하고 그 정보를 뇌로 보낸다.

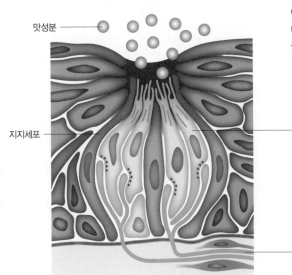

맛성분

지지세포

미세포

신경

소화관의
구조와 기능

저작과 저작근

POINT

- 음식물을 씹는 저작은 주로 하악골을 상하로 움직이면서 이루어진다.
- 저작을 하는 근육을 저작근이라 하고, 교근이 가장 강하다.
- 저작을 위해서 하악을 아래로 움직일 때는 강한 힘이 필요 없다.

악관절의 기능은 귓구멍 옆을 만져 보면 안다

음식물 씹는 것을 **저작**이라고 한다. 저작은 위아래 치아를 부딪치면서 발생하는데, 이때 치아가 심어져 있는 턱을 움직일 필요가 있다. 상악(위턱)은 머리 전체와 연결되어 고정되어 있기 때문에 자연스럽게 **악관절**(턱관절)로 하악(아래턱)을 위아래로 움직이게 된다.

악관절은 하악골 뒤쪽의 볼록한 하악과두와 측두골의 오목한 하악와로 구성된다. 관절은 귓구멍 옆에 있고, 그곳에 손가락을 대고 하악을 상하로 움직이면 하악과두가 움직이는 상태를 알 수 있다. 저작과 같은 작은 상하운동은 하악골이 관절 부분을 축으로 해서 상하로 움직이지만, 크게 입을 벌리면 하악과두가 앞쪽으로 미끄러지는 것을 알 수 있다. 이와 같은 움직임이 가능한 것은 하악와에 오목하게 팬 부분이 있고 거기에 하악과두가 접촉하기 때문이다.

저작을 위해서 사용하는 근육을 저작근이라 한다

저작을 위해서 하악을 상하로 움직일 때 더 힘이 필요한 것은 하악을 들어올리는 동작이다. 하악을 들어올리는 근육에는 뺨에 있는 교근, 측두부에 있는 측두근, 하악골 내측에 있는 외측익돌근과 내측익돌근이 있고, 이것을 **저작근**(씹기근육)이라고 부른다. 특히 교근은 크고 강한 근육으로 이를 꽉 깨물면 턱 윗부분이 수축하는 것을 알 수 있다.

저작을 위해서 하악을 아래로 내릴 때는 힘이 들지 않는다. 아래턱을 내리는 작용을 하는 악이복근(턱두힘살근), 이설골근(턱끝목뿔근), 악설골근(턱목뿔근)을 저작근에 포함시키는 경우도 있다.

 시험에 나오는 어구

악관절
측두골의 하악와에 하악골의 하악과두가 접촉하도록 연결하는 관절. 입을 작게 벌릴 때는 하악과두의 위치가 안 변하지만, 크게 열 때는 하악과두가 앞쪽으로 미끄러진다.

저작근
저작할 때 작용하는 근육을 말하고, 교근, 측두근, 외측익돌근, 내측익돌근이 있다.

 키워드

저작
음식물을 씹는 일

악관절의 구조

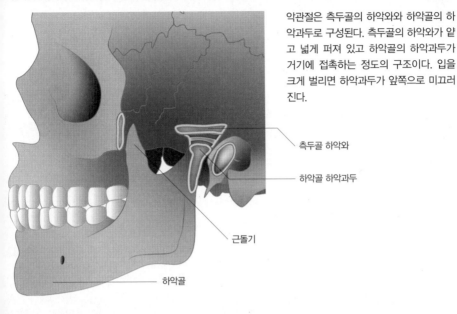

악관절은 측두골의 하악와와 하악골의 하악과두로 구성된다. 측두골의 하악와가 얇고 넓게 퍼져 있고 하악골의 하악과두가 거기에 접촉하는 정도의 구조이다. 입을 크게 벌리면 하악과두가 앞쪽으로 미끄러진다.

측두골 하악와

하악골 하악과두

근돌기

하악골

저작근의 위치

저작하기 위해서 하악을 움직이는 근육을 저작근이라고 한다. 교근, 측두근, 외측·내측익돌근이 있고, 교근이 가장 강하다.

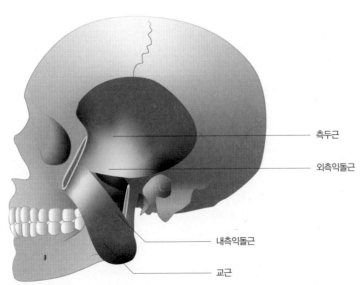

측두근

외측익돌근

내측익돌근

교근

소화관의 구조와 기능

목구멍의 구조와 음식물의 통과

POINT

- 코와 입의 안쪽에서 식도로 연결되는 부분인 인두는 소화기관이다.
- 인두 앞에 있고 기관으로 연결되는 부분이 후두이고 호흡기이다.
- 입으로 들어오는 음식물과 코로 들어오는 공기의 통로는 인두에서 만난다.

'인'과 '후'는 다른 장소

목구멍은 한자어로 인후라 하고, '咽(인)'과 '喉(후)'로 쓴다. 이러한 글자는 일상에서는 별로 구별할 일이 없지만, 해부학에서는 구별해서 각각 다른 장소를 가리킨다.

코와 입의 안쪽에서 식도로 연결되는 부분까지를 인두라고 한다. 인두는 위에서 순서대로 3개의 부분으로 나눠지고, 코 안쪽 부분을 비인두(상인두), 입 안쪽을 구인두(중인두), 그 아래를 후두부(하인두)라고 한다.

인두후두부 앞부분에서 기관으로 연결되는 부분을 후두라고 한다. 후두에는 발성을 위한 성문이 있고, 그 밖에 몇 개의 난골이 붙어 있어서 공기가 다니는 통로가 무너지지 않도록 지지해 준다.

인두의 구인두와 하인두에서 음식물을 통과시키기 때문에 인두를 소화관의 일부라고 할 수 있지만, 공기만 다니는 후두는 호흡기에 속한다.

음식물은 인두에서 식도로 들어간다

입으로 들어오는 음식물은 기관의 뒤쪽으로 뻗어 있는 식도로, 코로 들어오는 공기는 식도 앞에 있는 기관으로 넘어가기 때문에 둘의 통로는 인두에서 만나게 된다. 그러나 음식물이 기관으로 넘어가버리면(연하 장애) 곤란한 일이 생긴다. 그래서 후두에는 후두개라는 막처럼 생긴 것이 붙어 있어서 음식물을 삼키는(연하, p.36) 절묘한 타이밍에 기관 입구를 덮개로 덮는 구조이다. 반대로 공기가 소화관으로 들어가면 트림을 하거나 방귀 횟수를 늘리는 정도이고 건강에는 큰 문제가 없다.

시험에 나오는 어구

인두
코와 입 안쪽에서 식도로 연결되는 부분. 소화관의 일부이다. 비인두(상인두), 구인두(중인두), 후두부(하인두) 3개로 나눠진다.

키워드

후두
인두후두부의 앞에 있고, 기관으로 연결되는 부분. 공기의 통로이고 호흡기이다. 식도로 들어가야 할 음식물이 잘못해서 기관으로 넘어가지 않도록 방지하는 후두개가 붙어 있다.

목의 구조

코와 입의 안쪽 부분을 인두라고 한다. 인두는 비인두, 구인두, 후두부로 나눠지고, 그 밑으로 식도가 이어진다. 인두후두부의 아래 기관으로 연결되는 부분이 후두이다.

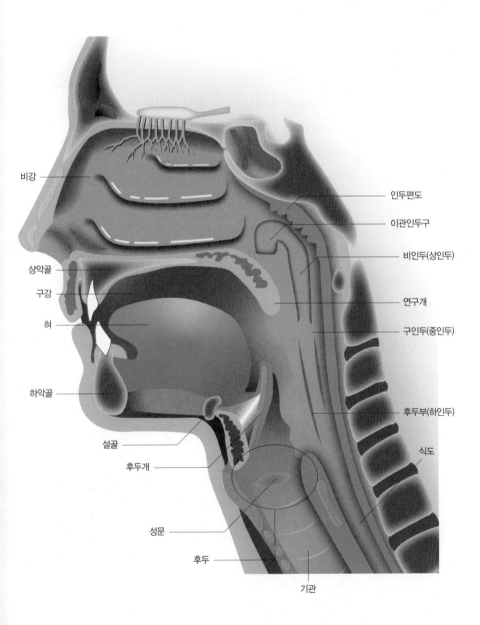

비강

상악골

구강

혀

하악골

설골

후두개

성문

후두

기관

인두편도

이관인두구

비인두(상인두)

연구개

구인두(중인두)

후두부(하인두)

식도

연하의 기전

- 음식물 삼키는 것을 연하라고 한다.
- 연하 과정은 구강기, 인두기, 식도기로 나눠진다.
- 구강기는 수의운동, 인두기 이후부터는 연하반사에 의한 불수의운동이다.

음식물 삼키는 것을 연하라고 한다

입에 넣은 음식물을 삼키는 것을 **연하**라고 한다. 연하 과정은 구강기, 인두기, 식도기 3단계로 나눠진다. 입에 넣은 음식물이 저작되고 타액과 섞여 걸쭉하게 뭉쳐진 덩어리를 음식물 덩어리라고 한다. 음식물을 한참 씹어서 이 정도면 괜찮다는 생각이 들면 혀로 음식물 덩어리를 구강 안쪽으로 보낸다. 그때 턱 아래에 있는 설골을 움직이는 근육도 이것을 돕는다. 이것이 구강기로, 자신의 의지로 이루어지는 **수의운동**이다. 이 동작은 무의식적으로 이루어지기 때문에 **불수의운동**이 아닌가 하는 생각이 들겠지만, 잘 씹기 위해 음식물 덩어리를 입 안에서 잠시 머물게 할 수 있기 때문에 수의운동임을 알 수 있다.

인두기 이후부터는 자신의 의지로 멈출 수 없다

구강기가 끝날 때 음식물 덩어리가 인두점막에 닿으면 **연하반사**가 일어나 음식물 덩어리가 식도 쪽으로 보내진다. 우선 인두 주변의 근육 작용으로 연구개가 인두 뒤쪽 벽에 붙고, 인두 벽이 부풀어서 코로 향하는 통로가 막힌다. 이어서 설골과 **갑상연골**이 솟아오르고 그 움직임으로 인두개가 쓰러지면서 기관에 덮개를 씌우게 된다. 또한 성문도 닫혀서 기관으로 통하는 통로가 막힌다. 이 인두기는 반사적으로 일어나는 것으로 자신의 의지와는 상관없이 이루어지는 불수의운동이다.

음식물 덩어리가 식도로 들어가면 동시에 방금 닫힌 코로 통하는 통로와 기관으로 향하는 통로가 열린다. 이것이 식도기이고 마찬가지로 자신의 의지와는 상관없이 이루어지는 불수의운동이다.

연하 과정

연하 과정은 구강기, 인두기, 식도기 3단계로 나눠진다.

구강기

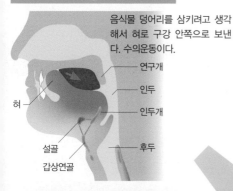

음식물 덩어리를 삼키려고 생각해서 혀로 구강 안쪽으로 보낸다. 수의운동이다.

연구개
인두
인두개
후두
혀
설골
갑상연골

인두기

음식물 덩어리가 인두점막에 닿으면 연하 반사가 일어난다.

❶ 연구개가 인두 벽에 붙는다.
❷ 인두 벽이 솟아올라서 비강으로 향하는 통로를 막는다.
❸ 설골과 갑상연골이 부풀어서 비강으로 향하는 통로를 막는다.
❹ 음식물 덩어리가 식도로 보내진다.

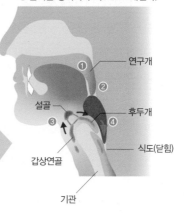

① 연구개
②
설골
③
후두개
④
식도(닫힘)
갑상연골
기관

식도기

음식물 덩어리가 식도로 들어간다.

❺ 식도 입구가 막히고 음식물 덩어리가 식도로 보내진다.
❻ 설골과 갑상연골이 내려가고 후두개가 솟아올라서 기도가 열린다.
❼ 연구개가 후두 벽에서 멀어지면서 비강으로 향하는 통로가 열린다.

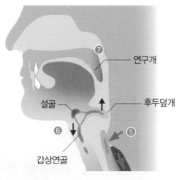

❼ 연구개
설골
후두덮개
❻
❺
갑상연골

COLUMN 연하 장애를 방지하는 운동

연하가 잘되지 않고 음식물이 기도로 넘어가버리는 것을 연하 장애(잘못 삼킴)라고 한다. 특히 고령자는 연하 장애가 발생하기 쉽고, 흡인성 폐렴으로 발전해서 중독 상태에 빠지기도 한다. 이러한 연하 장애를 예방하기 위해서 식전에 입이나 턱, 혀, 볼을 움직이는 체조가 고안되었다. 다양한 프로그램이 있으니 찾아보기 바란다.

식도의 구조와 운동

- 식도는 인두와 위를 연결하는 25cm 정도의 관이다.
- 연동운동에 의해 능동적으로 음식물 덩어리를 위까지 보낸다.
- 하부식도괄약근이 위에서 역류하는 것을 막는다.

식도는 3개의 부분으로 나눠진다

인두에서 시작되어 위의 입구인 분문으로 연결되는 관이 식도이고, 전체 길이는 25cm 정도이다. 평소에는 앞뒤가 납작한 상태이며 음식물 덩어리 등이 통과할 때 필요한 만큼 부풀어 오른다. 식도는 흉부의 종격동(세로칸)이라고 불리는 공간 아래쪽으로 뚫려 있고, 그 밑으로 기관·기관지·심장이, 바로 옆에는 대동맥이 있다. 인두에서 식도로 이동하는 부분과 기관·기관지나 대동맥과 겹치는 부분, 횡격막을 관통하는 부분의 3곳이 조금 좁아져 있다(협착부). 또한 상부의 5cm 정도를 **경부식도**, 그 아랫부분을 **흉부식도**(16~18cm), 횡격막을 관통하는 부분을 **복부식도**(2~3cm)라고 한다. 복부식도에는 **하부식도괄약근**이 붙어 있다.

식도 벽은 내측에서부터 점막층, 점막하층, 안쪽을 감싸는 근육층인 속돌림층, 길게 뻗은 근육층인 바깥세로층, 외막으로 구성되어 있다.

식도는 소화흡수와 관련이 없다

식도가 하는 일은 연하된 물이나 음식물 덩어리를 위까지 운반하는 것이다. 서있을 때는 음식물 덩어리가 위까지 내려가는 일이 쉽지만, 누운 상태나 물구나무서기, 또는 무중력에서도 음식물 덩어리는 정상적으로 위까지 운반된다. 그것은 식도 벽에 있는 근육이 **연동운동**(p.18)을 일으켜서 음식물 덩어리를 능동적으로 이동시키기 때문이다.

식도 하부에는 위에서 역류하는 것을 막아주는 구조가 갖춰져 있다. 특히 음식물 덩어리가 통과할 때 열리고, 통과하고 나면 닫히는 하부식도괄약근의 기능은 중요하다.

경부식도·흉부식도·복부식도
상부의 조금 좁은 부분을 경부식도, 그 아래를 흉부식도, 횡격막을 관통하는 부분을 복부식도라고 한다.

하부식도괄약근
식도의 하부에 있는 위에 들어가기 직전의 괄약근. 평소에는 긴장한 상태지만, 음식물 덩어리가 통과할 때 느슨해진다. 위에서 역류하는 것을 막아준다.

협착부
다른 부분보다 조금 좁아져 있는 곳을 말한다. 식도의 경우 3군데가 있다.

괄약근
관 모양의 기관 벽에 있는 평활근으로 필요에 따라서 수축과 이완을 통해 통과하는 물질을 조절한다.

역류 방지 구조물은 완벽하지 않다
역류 방지 구조물은 완벽하지 않다. 과식, 비만, 노령으로 인해 이 기능이 제대로 작동하지 않으면, 위에서 산성 물질이 역류해 식도하부에 염증을 일으키기도 한다(p.154).

식도의 구조

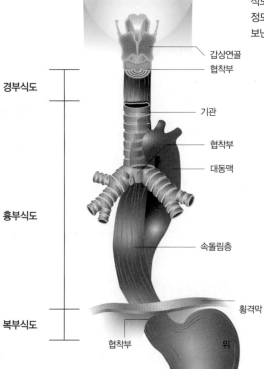

식도는 인두와 위를 연결하는 관으로 길이 25㎝ 정도이다. 연동운동으로 음식물 덩어리를 아래로 보낸다.

경부식도

흉부식도

복부식도

갑상연골
협착부
기관
협착부
대동맥
속돌림층
횡격막
협착부
위

식도하부의 역류 방지 구조물

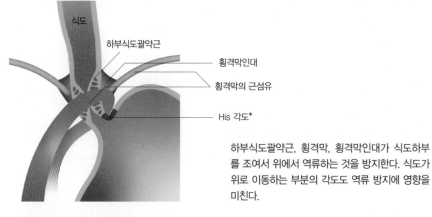

식도
하부식도괄약근
횡격막인대
횡격막의 근섬유
His 각도*

하부식도괄약근, 횡격막, 횡격막인대가 식도하부를 조여서 위에서 역류하는 것을 방지한다. 식도가 위로 이동하는 부분의 각도도 역류 방지에 영향을 미친다.

*His 각도: 식도와 위가 합류하는 각도(역주)

39

위의 구조와 기능

POINT

- 위는 주머니 모양의 장기로 위저부, 위체부, 유문부로 나뉜다.
- 벽 근육은 3층을 이루고 강한 연동운동으로 소화를 돕는다.
- 음식물을 일정한 시간 동안 머물게 하면서 걸쭉한 유미죽으로 만든다.

위는 신축성이 풍부한 주머니

식도에서 연결되는 위는 'J'자 형태의 주머니 모양 장기로 명치에서 배꼽을 중심으로 한 주변에 위치해 있다. 입구를 **분문**, 출구를 **유문**이라 하고, 위쪽부터 위저부, 위체부, 유문부 3개의 부위로 나뉜다(유문부는 유문 전정부와 유문관으로 나눔). 분문에서 유문으로 이어지는 짧은 곡선을 **소만**(작은굽이), 그 반대편의 긴 곡선을 **대만**(큰굽이)이라고 한다. 위의 겉쪽과 뒤쪽은 복막(p.20)으로 둘러싸여 있다. 즉 겉쪽과 뒤쪽의 복막이 합쳐져서 대만부터 커튼처럼 늘어져서 **대망막**(큰그물막) 형태로 횡행결장에 붙어 있다. 위벽은 안쪽에서부터 점막층, 점막하층, 비스듬하게 뻗은 **빗근육층**(사주근), 원형으로 뻗은 **돌림근육층**(윤주근), 세로로 뻗은 **세로근육층**(외종주근), **장막**으로 구성된다.

음식물을 일정 시간 머물게 해서 소화를 진행한다

위의 기능은 식도에서 흘러들어온 음식물 덩어리를 일정 시간 머물게 하면서 점막의 위샘(p.42)에서 나오는 강력한 산과 소화액으로 소화시켜서 걸쭉한 상태의 **유미죽**으로 만드는 것이다. 또한 벽의 빗근육층, 돌림근육층, 세로근육층으로 된 3층의 근육이 강한 연동운동을 일으켜 위의 내용물과 산, 소화액을 잘 섞어서 소화를 돕는다.

연동운동을 통해 위체부에서 유문쪽으로 유문에서 십이지장으로 조금씩 유미죽을 흘려보낸다. 연동으로 유문부에 도달했을 때 **유문괄약근**이 조여지고, 십이지장으로 나가지 못한 유미죽은 다시 위로 보내져서 재차 소화가 진행된다.

 시험에 나오는 어구

분문
위의 입구. 위 식도하부에 역류 방지 구조물이 있는데, 분문 자체에는 괄약근이 없다.

유문
위의 출구. 괄약근이 있다. 위의 연동이 여기에 도착하면 열리고, 유미죽을 조금씩 십이지장으로 흘려보낸다.

소만·대만
위의 분문에서 유문까지 이어지는 가장 짧은 곡선을 소만, 그 반대쪽에 있는 가장 긴 곡선을 대만이라고 한다.

대망막
위를 감싼 복막이 커튼처럼 복부에 늘어진 것. 다시 위쪽으로 접어서 횡행결장 표면에 붙어 있다.

 키워드

유미죽
위에서 소화가 진행된 걸쭉한 상태의 물질. 원래 의미는 묽은 죽을 말한다.

위의 구조

위 입구를 분문, 출구를 유문이라고 한다. 분문에서 유문까지 이어지는 가장 짧은 곡선을 소만, 반대쪽의 가장 긴 곡선을 대만이라고 한다. 벽의 근육층은 빗근육층, 돌림근육층, 세로근육층 3층이다.

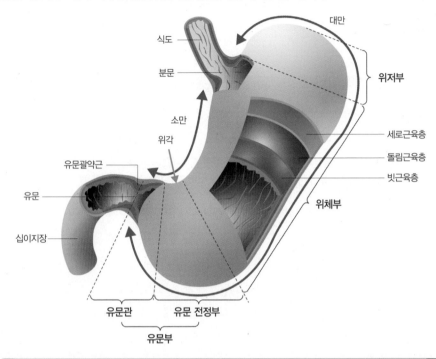

식도

분문

소만

위각

유문괄약근

유문

십이지장

대만

위저부

세로근육층

돌림근육층

빗근육층

위체부

유문관

유문 전정부

유문부

위의 연동운동

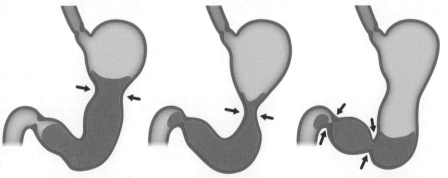

위의 근육이 수축해서 연동운동이 일어난다.

수축이 강해지면서 유문으로 향한다.

수축이 유문에 도달했을 때 내용물이 조금씩 아래로 밀려난다. 유문이 닫히고 나가지 못한 내용물은 다시 위로 돌아오고 다음 수축이 일어나는 동안 다시 섞인다.

위 점막과 위샘, 점액과 위산

POINT

● 위 점막에 있는 위소와의 안쪽은 위샘으로 꽉 차 있다.

● 위샘에서는 점액, 산, 펩시노겐이 나온다.

● 위샘 안의 세포 배열 방법 덕분에 위 자체는 소화되지 않는다.

위 점막에는 점액이나 소화액을 분비하는 샘이 있다

위 점막 표면을 확대해서 보면 수많은 구멍이 열려 있는 것이 보인다. 그 구멍을 **위소와**라고 한다. 위소와 속은 깊은 샘처럼 되어 있는데 이것을 **위샘**이라고 부른다. 위샘 벽에는 벽돌처럼 **부세포, 벽세포, 주세포**라는 3종류의 세포가 방어막을 이루고 있다.

부세포는 뮤신이라는 끈적끈적한 물질을 함유한 점액을 분비하는 세포로 위샘의 얕은 곳에 많이 분포되어 있다. 벽세포는 강한 위산을 분비한다. 그 기능으로 위 속은 pH2 전후의 강한 산성 상태여서 음식물 덩어리를 걸쭉하게 녹이는 것 외에도 위에 들어온 세균 등을 죽인다. 벽세포는 위샘의 중간 정도에 많이 배치되어 있다. 또한 주세포는 **펩시노겐**이라는 물질을 분비한다. 펩시노겐은 벽세포가 분비하는 산의 작용으로 **펩신**이라는 강력한 단백질 분해 효소로 변한다(p.44).

위가 소화되지 않은 이유

강한 산과 단백질 분해 효소에 시달리고 있어도 위 자체가 소화되지는 않는다. 그 이유는 위샘의 세포 배치와 관계가 있다. 위의 점막 표면은 먼저 위샘의 얕은 곳에 있는 부세포에서 분비되는 점액으로 지켜진다. 벽세포는 부세포보다 깊은 곳에 있기 때문에 분비된 산은 점액 위로 나올 수 없다. 그래서 주세포에서 막 나왔을 때 펩시노겐에는 소화 효소로서의 기능이 없다가 점액 위로 나와서 산과 만나야 비로소 펩신이 된다. 따라서 위 점막을 소화시키는 일은 없다.

 시험에 나오는 어구

위샘
위 점막에 있는 깊은 샘과 같은 구조. 벽에 점액이나 산, 소화효소를 분비하는 부세포, 벽세포, 주세포가 위치한다.

부세포
뮤신을 함유한 점액을 분비한다. 위샘의 얕은 곳에 많다.

벽세포
산을 분비한다. 위샘의 중간 부분에 많다.

주세포
펩시노겐을 분비한다. 위샘의 깊은 곳에 많다.

펩시노겐, 펩신
펩시노겐은 점막에서 산과 반응하면 단백질을 분해하는 효소인 펩신이 된다.

 키워드

점액
소화관 대부분에서 분비되는 끈적끈적한 뮤신을 함유한 액체. 점막 표면을 둘러싸서 보호하거나 위의 내용물의 흐름을 원활하게 한다.

위 점막의 구조와 기능

위 점막의 구조

위 점막에 있는 작은 구멍을 위소와라고 한다. 위소와 속은 위액을 분비하는 세포인 위샘으로 가득차 있다.

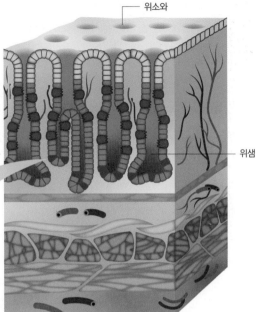

위소와

위 점막

위샘

근육층

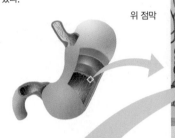

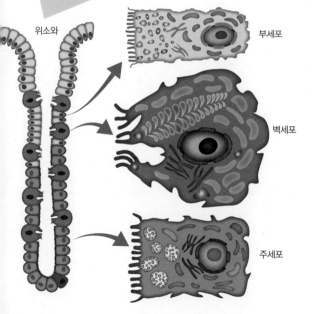

위소와

부세포

벽세포

주세포

위샘과 세포

위샘의 벽에는 위액을 분비하는 3종류의 세포가 존재한다. 얕은 곳에는 점액을 분비하는 부세포가, 중간에는 산을 분비하는 벽세포가, 깊은 곳에는 펩시노겐을 분비하는 주세포가 있다.

위의 소화액과 소화효소

- 위샘에서 나온 위액에는 점액, 산, 펩신 등이 들어 있다.
- 펩신은 단백질을 펩톤으로 만드는 효소이다.
- 위액은 먹을 생각을 하거나 먹을 때 분비가 증가한다.

위액 성분과 소화효소의 기능

위액은 위샘(p.42)에서 나오는 소화액으로 산, 소화효소(펩신, 위리파아제), 끈적끈적한 뮤신 등이 들어 있고, 하루에 2.5ℓ 정도 분비된다.

펩신은 단백질(p.116)을 분해하는 소화효소이다. 단백질은 아미노산이 많이 연결되어 복잡한 입체구조로 이루어진 물질이다. 펩신은 산의 작용으로 입체구조가 풀린 단백질을 거칠게 절단해서 **펩톤**(**폴리펩티드**의 일종)이라는 아미노산 사슬로 만든다. 이 처리는 단백질 소화의 첫 단계이다.

위리파아제는 지질을 분해하는 소화효소이지만, 위에서 소화되는 지질은 아주 소량이다.

위액은 식후에 분비가 증가한다

위액은 항상 일정하게 나오는 것이 아니라 식후 몇 시간 동안 집중해서 분비된다. 즉, 위에 음식물이 들어가면 위액의 분비를 촉진시킨다.

먼저 음식물을 보거나 냄새를 맡아서 먹고 싶은 생각이 들면 대뇌에서 **미주신경**(p.16)을 통해 위액의 분비를 증가시키라는 명령을 내린다. 위에 음식물이 들어가면 위벽이 늘어난 것을 센서(신전수용기)가 감지하고, 그 정보가 미주신경으로 전달되면 위액의 분비가 촉진된다. 게다가 음식물이 들어가면 위의 내용물이 묽어지고 pH가 상승한다. 그러면 위벽에 있는 특수한 세포가 그것을 감지해서 **가스트린**(p.58)이라는 호르몬을 분비해 위액의 분비를 촉진한다.

 시험에 나오는 어구

위액
위의 위샘에서 분비된 소화액으로 점액과 산, 펩신 등의 소화효소를 함유한다. 그러나 펩신은 위샘에서 펩시노겐의 형태로 분비되고 점막에서 산과 반응해서 펩신이 된다.

 키워드

폴리펩티드
아미노산이 많이 연결된 물질. 단백질보다 아미노산의 수는 적고, 구조도 간단하다.

가스트린
위나 십이지장의 특별한 세포에서 분비된 소화관 호르몬(p.58). 위산과 펩시노겐의 분비를 촉진한다.

단백질에 대한 위액의 기능

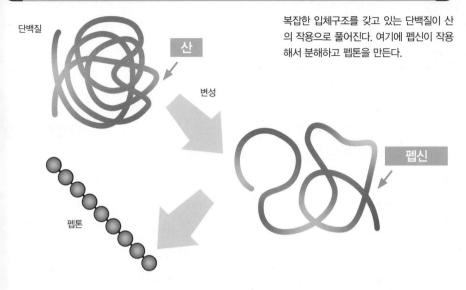

단백질

산

변성

펩신

펩톤

복잡한 입체구조를 갖고 있는 단백질이 산의 작용으로 풀어진다. 여기에 펩신이 작용해서 분해하고 펩톤을 만든다.

위액의 분비가 증가하는 기전

음식물이 위에 들어가면 위벽에 있는 수용기와 세포가 그것을 감지하고 신경이나 호르몬에서 위액의 분비를 촉진시킨다.

❶ 위벽이 늘어난 것을 신전수용기가 감지한다. 그 정보가 연수에 도착하면 미주신경을 통해서 위액 분비를 촉진하라는 명령이 떨어진다.

❷ 위벽의 G세포가 위속의 pH상승을 감지한다. 위액의 분비를 촉진하는 가스트린을 분비한다.

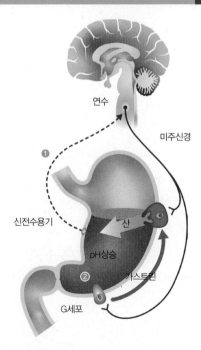

연수

미주신경

신전수용기

산

pH상승

가스트린

G세포

45

십이지장의 구조

- 십이지장은 위에 연결된 C자 모양의 소장이다.
- 윗부분, 아랫부분, 내림부분, 오름부분으로 나눠진다.
- 췌액과 담즙이 십이지장유두에서 분비된다.

C자 모양을 한 십이지장

위의 유문을 통과한 지점부터 췌장을 감싸듯 커브를 그리면서 이어지는 소장이 **십이지장**이다. 십이지장과 연결되는 공장·회장을 합친 전체가 소장이지만, 그 구조나 역할 면에서 십이지장만 다르게 취급하기로 한다. 길이는 25cm 정도로 'C' 자 모양을 하고 윗부분, 아랫부분, 내림부분, 오름부분의 4곳으로 구분된다. 오름부분의 끝에는 근육조직을 포함한 민무늬 모양의 십이지장제근(트라이츠 인대)이 있고, 인대는 윗쪽에 횡격막에 붙어서 십이지장의 상행부에 매달려 있다.

십이지장은 복막(p.20) 뒤쪽에 있고, 후복벽에 붙어 있어서 고정되어 있다.

췌액과 담즙이 분비된다

십이지장의 아랫부분에는 췌장에서 췌액과 담낭에서 담즙을 분비하는 관이 개구하고 있다. 그 입구가 볼록 솟아 있는 형태라서 유두라 불리고, 총담관(p.96)과 주췌관(p.100)이 합류한 관의 출구를 **대십이지장유두**(Vater의 유두), 부췌관의 출구를 소십이지장유두라고 한다. 대십이지장유두에는 입구를 개폐하면서 소화액의 분비를 조절하는 괄약근(오디괄약근)이 붙어 있다.

십이지장벽은 내측부터 점막, 점막하층, 근육이 원형으로 뻗은 윤상근층, 근육이 세로로 뻗은 종주근층, 장막으로 구성되어 있다. 내측에는 점막이 원형으로 돌출된 윤상주름이 보이는데, 공장이나 회장보다 작고 불완전하다.

시험에 나오는 어구

십이지장
위에 연결되는 C자 모양. 소장의 일부. 췌액과 담즙이 분비된다. 복막후 기관(p.20).

십이지장제근
트라이츠 인대라고도 한다. 근육조직이 들어 있는 섬유성 조직으로 십이지장을 횡격막 쪽으로 끌어올리고 있다. 이 부분부터 원위부의 소장이 공장이다.

대십이지장유두
주췌관과 총담관이 합류한 관이 십이지장으로 개구하고 있는 부분. Vater의 유두라고도 한다.

오디괄약근
주췌관과 총담관이 합류한 관이 십이지장으로 개구한 장소에 붙어 있는 괄약근. 췌액 등의 유입을 조절한다.

메모

십이지장 명칭의 유래
유래는 '손가락 12개의 길이'라고 한다. 그러나 이 경우에 손가락의 폭은 약 2cm로 설정된 것이라서 상당히 두껍다.

십이지장과 주변 장기

위에 연결되는 C자 모양의 소장이 십이지장이다. 췌장에서 췌액이, 간에서 담즙이 분비되는 입구를 대십이지장유두(Vater의 유두)라 하고, 여기에 소화액의 유입을 조절하는 오디괄약근이 있다.

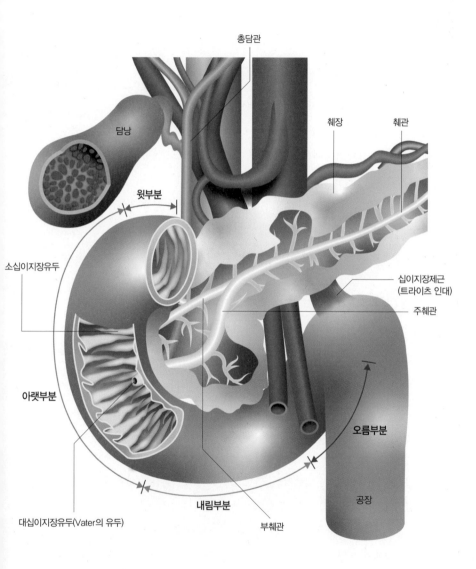

총담관

췌장

췌관

담낭

윗부분

소십이지장유두

십이지장제근
(트라이츠 인대)

주췌관

아랫부분

오름부분

공장

대십이지장유두(Vater의 유두)

내림부분

부췌관

십이지장에서 시작되는 소화

소화관의 구조와 기능

POINT
- 십이지장에서 영양소의 본격적인 소화가 시작된다.
- 위에서 유미죽이 흘러들어오면 담즙과 췌액이 십이지장으로 분비된다.
- 부교감신경과 소화관호르몬이 소화액의 분비를 촉진한다.

본격적인 소화가 시작되는 십이지장

위에서 걸쭉한 상태의 유미죽이 유문에서 **십이지장**으로 조금씩 흘러들어가면 그것이 자극이 되어 십이지장유두의 오디괄약근이 열리고 담낭에서 **담즙**(p.92)과 췌장에서 **췌액**(p.104)이 십이지장으로 분비된다. 담즙에 소화효소는 없지만, 지질의 소화·흡수를 도와준다.

췌액은 3대 영양소인 당질, 단백질, 지질의 소화효소를 전부 가지고 있는 강력한 소화액이다. 십이지장에서는 위에 이어서 담즙과 췌액으로 본격적인 소화를 시작한다(소화효소의 기능, p.56).

부교감신경과 소화관호르몬이 소화를 돕는다

담즙과 췌액의 생성이나 십이지장으로의 유입은 자율신경인 부교감신경과 십이지장의 벽에 있는 특별한 세포에서 분비되는 **소화관호르몬**(p.58)에 의해서 조절된다.

음식물의 섭취로 미각과 후각이 자극되거나, 음식물이 위로 들어가서 위가 풀어오르는 등의 자극은 부교감신경을 활발하게 해 담낭을 수축시키고 췌액의 분비를 촉진한다.

또한 유미죽에 들어 있는 펩타이드, 아미노산, 지방산, 위산이 십이지장의 점액에 붙으면, 점막의 특별한 세포에서 **콜레시스토키닌과 세크레틴**과 같은 소화관호르몬이 분비된다. 콜레시스토키닌은 담낭을 수축시키고 췌액에 함유된 소화효소의 분비를 촉진하여 오디괄약근을 개방한다. 세크레틴은 간에서 담즙의 생성을 촉진하면서 췌액에 함유된 전해질과 수분의 분비를 촉진한다.

시험에 나오는 어구

소화관호르몬
소화관에서 분비된 호르몬으로 소화관의 기능이나 소화액의 분비 등을 조절한다.

콜레시스토키닌(CCK)
소화관호르몬 중 하나. 담낭의 수축, 췌액의 소화효소를 분비촉진, 오디괄약근을 이완시킨다.

세크레틴
소화관호르몬 중 하나. 담즙의 생성을 촉진하고, 췌액의 전해질과 수분의 분비를 촉진한다.

메모

췌액의 pH
췌액은 약알카리성으로 위액이 섞인 산성의 유미죽을 중화한다.

소화관호르몬의 기능①

십이지장에 유미죽이 도착하면 콜레시스토키닌, 세크레틴과 같은 소화관호르몬이 분비된다. 각각의 기능은 다음과 같다.

콜레시스토키닌

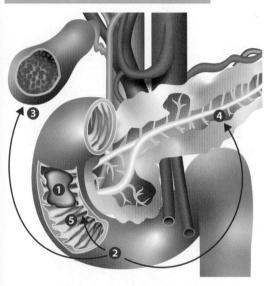

❶ 지질이나 아미노산 등이 십이지장에 닿는다.
❷ 십이지장 점막에서 콜레시스토키닌이 분비된다.
❸ 담낭을 수축시킨다.
❹ 췌액의 소화효소 분비를 촉진한다.
❺ 오디괄약근을 느슨하게 한다.

세크레틴

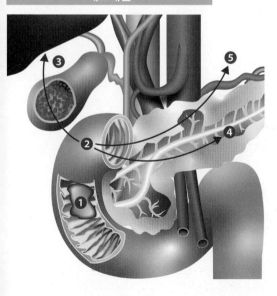

❶ 산이나 지방산 등이 십이지장에 닿는다.
❷ 십이지장 점막에서 세크레틴이 분비된다.
❸ 간에서 담즙의 생성을 촉진한다.
❹ 췌액의 전해질과 수분의 분비를 촉진한다.
❺ 위산의 분비를 억제한다.

공장과 회장의 구조와 역할

POINT

- 십이지장에서 이어지는 소장이 공장과 회장이다.
- 공장은 근육층이 두껍고, 연동운동이 활발하다.
- 회장에는 면역을 담당하는 페이에르판이라는 면역조직이 있다.

앞부분 5분의 2가 공장, 나머지가 회장

십이지장에서 이어지는 소장이 **공장**, 그곳에서 대장으로 이어지는 소장이 **회장**이다. 원래 십이지장과 공장·회장을 합친 전체가 소장이지만, 그 구조나 기능 면에서 공장과 회장만을 소장이라고 하기도 한다.

공장과 회장을 합치면 길이가 6~7m 정도이다. 장을 밑에서부터 감싸는 이중의 얇은 막이 무거워진 **장간막**(p.52)에 매달려 있어서 위치는 다소 움직일 수 있다. 앞부분 5분의 2 정도가 공장, 남은 부분이 회장이다. 명확한 경계선이 있는 것은 아니지만, 각각의 특징이 있어서 다른 이름이 붙여졌다.

공장은 두껍고 활발하며, 회장에는 면역조직이 있다

공장은 벽 근육층이 두꺼워서 회장보다 다소 두껍고, 활발하게 **연동운동**(p.18)을 한다. 그래서 장의 내용물이 빨리 통과하고 속이 비어 있는 일이 많아서 공장이란 이름이 붙었다고 한다.

회장은 공장보다 벽의 근육층이 얇고, 공장보다 다소 좁다. 회장의 특징은 점막 여기저기에 파이에르판(p.64)이라는 조직이 있다는 점이다. **파이에르판**은 면역을 담당하는 림프구가 모인 것으로 회장 전체에 20~30개가 산재해 있다.

공장과 회장이 하는 일은 십이지장에서 본격적으로 시작한 소화 과정을 이어받아 완결시키고 소화된 영양소를 흡수하는 것이다. 그 일은 소장의 점막과 비슷한 **흡수상피세포**라는 특수한 세포가 담당한다(p.54).

시험에 나오는 어구

공장
십이지장에서 이어지는 소장 앞부분의 약 2/5. 근육층이 두껍고, 연동운동이 활발해서 내용물의 통과가 빠르다. 속이 비어 있는 일이 많아서 공장이라고 부른다.

회장
공장에서 이어지는 소장. 근육층은 공장보다 얇다. 점막에 파이에르판이라는 면역조직이 있다.

공장 · 회장의 위치와 구조

공장과 회장은 결장의 중앙에 들어 있다. 십이지장은 복막후기관이지만, 공장 · 회장은 복막으로 감싸져 있다.

복막

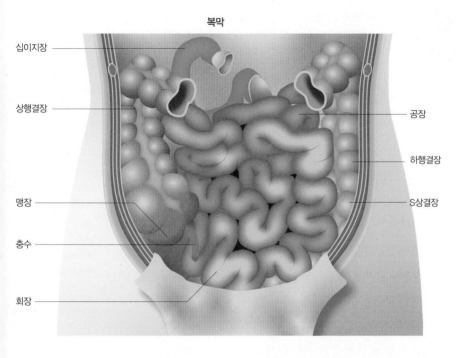

십이지장

상행결장

맹장

충수

회장

공장

하행결장

S상결장

공장

벽의 근육층이 두껍고 윤상주름이 발달했다.

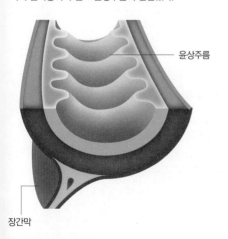

윤상주름

장간막

회장

근육층은 다소 얇고, 파이에르판이 산재해 있다.

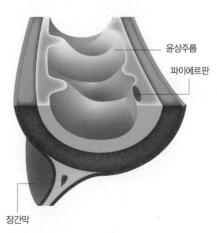

윤상주름

파이에르판

장간막

장간막의 구조와 기능

POINT
- 장간막은 장을 감싸는 복막이 이중으로 겹쳐진 얇은 막이다.
- 공장·회장이 매달려 있고, 혈관이나 신경의 통로가 된다.
- 장간막 덕분에 공장·회장은 다소 움직일 수 있다.

장간막은 공장·회장을 느슨하게 매달고 있다

소장의 공장과 회장은 **장간막**에 매달려 있다. 마치 커튼 자락에 장이 붙어 있는 모양이다. 장간막은 장을 밑에서부터 감싸는 **장측복막**(p.20)이 위에서 합쳐진 것으로 2장의 막 사이에는 장에 분포하는 혈관이나 림프관, 신경 등이 통과한다. 공장·회장을 감싸면서 늘어져 있는 장간막은 몸 뒤쪽에 모여서 후복벽에 붙어 있다. 또한 장간막은 내장지방이 쌓이는 곳이기도 하다.

장간막은 공장이나 회장의 대략적인 위치를 지키는 역할을 한다. 장간막이 있는 덕분에 6~7m나 되는 관 모양의 장이 얽히거나 꺾이지 않고 복부에 잘 안착해 있는 것이다. 또한 장간막은 어느 정도의 유연성을 가지고 있다. 예를 들면, 여성이 임신을 하면 공장과 회장은 위로 향해 커지는 자궁을 피해서 움직일 수 있다.

시험에 나오는 어구

장간막
위를 밑에서부터 감싼 복막이 위에서 합쳐진 것. 2장의 막 사이에는 혈관이나 신경 등이 통과한다. 공장·회장을 매달고 있다.

메모

애니메이션 등에서 나타나는 잘못된 표현
애니메이션 등에서 표현되는 끔찍한 상황 중에 복부를 칼로 찔려 장이 튀어나오는 장면이 있는데, 장간막이 있어서 그런 상황은 절대 벌어지지 않는다.

COLUMN　**내장지방은 장간막에 끈적끈적하게 쌓인다**

몸의 지방은 피하지방과 내장지방으로 나눠진다. 그중에서 내장지방은 생활습관병과 관련이 깊고, 건강상에 문제를 일으킨다는 것도 잘 알려져 있다. 이 내장지방은 주로 장간막에 쌓여 있다. 다행히 내장지방은 적당한 운동으로 빼기 쉽다. 내장지방을 더욱 효과적으로 줄이는 방법은 유산소운동이다. 운동부족으로 비만이 있고, 허리와 다리가 아픈 사람은 갑자기 조깅을 시작하면 안 된다. 대신 수중워킹이나 자전거 에르고미터 등 다리와 허리에 부담을 주지 않는 운동부터 시작하자.

장간막의 구조

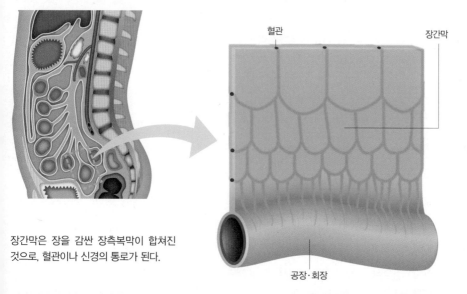

혈관

장간막

공장·회장

장간막은 장을 감싼 장측복막이 합쳐진
것으로, 혈관이나 신경의 통로가 된다.

소장과 결장의 장간막

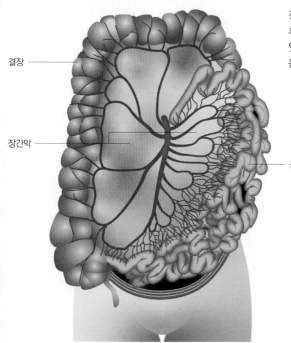

결장

장간막

공장·회장

장간막을 펼친 것이다. 장간막은 모여서
후복벽에 붙는다. 장은 장간막에 매달려
있어서 그 위치가 다소 변하지만, 크게
움직이는 일은 없다.

소장의 점막과 흡수상피세포

● 공장·회장의 점막에는 윤상주름이 있고 표면적을 확대한다.
● 점막의 융모에는 미세모를 가진 흡수상피세포가 분포한다.
● 막소화와 흡수를 하는 흡수상피세포의 수명은 약 하루이다.

공장·회장의 점막 표면적은 매우 넓다

　공장과 회장의 점막에는 윤상주름이라고 불리는 높이 8mm 정도의 주름이 많이 있다. 또한 점막 표면에는 융모라는 돌기가 밀집해 있다. 융모 하나의 길이는 1mm 전후로, 그 중심에는 모세혈관과 림프관이 지나고 있다. 융모를 더 확대해 보면 표면에는 세포가 빽빽하게 돋아 있고, 그곳에 아주 가느다란 미융모가 자라나 있다. 이 세포는 흡수상피세포라 불리고, 소장의 일인 소화와 흡수를 담당한다. 주름과 융모, 미융모에 의해서 소장점막의 표면적은 200㎡나 된다고 한다.

최종 단계의 소화와 흡수를 하는 흡수상피세포

　흡수상피세포의 수명은 약 하루이다. 융모의 뿌리에서 항상 새로운 세포가 자라고 있어서 낡은 세포를 융모 끝 쪽으로 밀어내듯이 이동한다. 그리고 끝에 도달하면 역할을 마치고 탈락된다.

　흡수상피세포가 하는 일은 최종 단계의 소화와 그것으로 생긴 영양소의 흡수이다. 최종 단계의 소화란 십이지장에서 흘러들어온 소화 과정의 물질을 세포막 표면에 있는 소화효소를 이용해서 세포 내로 흡수될 정도의 작은 분자로 분해하는 것을 말한다. 이것을 막소화라고 한다. 그리고 당질이나 단백질은 작은 분자로 분해되어 흡수상피세포 속으로 흡수되고, 그 상태로 또는 세포 내에서 추가로 처리되어 세포 뒤쪽을 지나는 모세혈관으로 보내진다.

　이 최종 단계의 소화와 흡수 구조는 영양소에 따라 달라진다(p.114, 118, 122).

윤상주름
소장점막 안쪽에 있는 윤상으로 돌아 있는 주름.

융모
소장점막에 빽빽하게 자라 있는 1mm 전후의 돌기. 중심에 모세혈관과 림프관이 지나간다.

흡수상피세포
융모의 표면에 분포하는 세포로 영양소의 막소화와 흡수를 담당한다. 미융모가 자라나 있다.

막소화
흡수상피세포의 막표면에 있는 소화효소에 의해 각 영양소의 마지막 단계의 소화가 이루어진다.

 메모

소장점막의 표면적
윤상주름, 융모, 미융모 덕분에 점막의 표면적은 200㎡나 된다. 이것은 테니스의 싱글코트(23.77m×8.23m) 넓이에 필적하다.

소장점막의 구조

소장점막

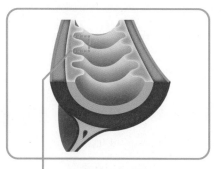

윤상주름이 쭉 이어진다.

윤상주름

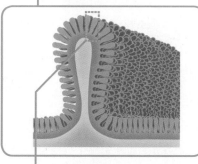

윤상주름 표면에는 길이 1㎜ 전후의 융모가 빽빽하게 돋아 있다.

융모

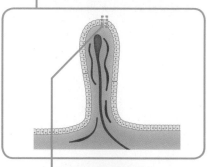

융모 중심에는 혈관이나 림프관이 지나고 있다. 표면에는 흡수상피세포가 분포해 있다.

흡수상피세포

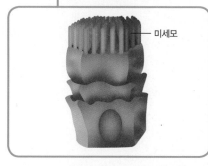

미세모

융모에 분포하는 세포. 영양소의 마지막 소화와 흡수를 담당한다. 표면에 미세모가 자라나 있다.

공장·회장의 장액과 소화효소

POINT

- 공장·회장에서는 십이지장에서 분비된 소화효소도 작용한다.
- 공장·회장은 막소화로 각 영양소의 최종 단계의 소화가 이루어진다.
- 소장의 점막에서는 점액을 함유한 장액이 분비된다.

십이지장에서 분비되는 소화효소와 막소화의 소화효소

공장·회장에서는 십이지장에서 시작된 소화가 계속 이루어지고, 소화의 최종 단계까지 진행되어 완성된 영양소를 흡수상피세포에서 흡수한다. 공장·회장에서는 십이지장에서 분비된 소화효소와, 흡수상피세포 표면에 있는 **막소화**(p.54) 소화효소가 소화를 담당한다.

오른쪽 페이지에 타액과 위액을 비롯한 각 소화액에 함유된 소화효소와 작용을 정리했다. 이러한 소화효소에는 역할과 순서가 있다. 예를 들면 **아미노산**이 50개 이상 연결된 복잡한 입체구조를 가진 단백질(p.116)을 최소 단위인 아미노산으로 만들기 위해서는 먼저 위에서 산과 펩신이 대충 분해를 하고 단순해진 구조를 췌액인 트립신이 절단한다. 그리고 짧아진 아미노산 사슬(펩티이드)을 막소화의 아미노펩티다아제 등이 1~2개의 아미노산까지 분해하는 순서로 이루어진다. 효소가 작용하는 순서가 달라지면 소화가 잘 이루어지지 않는다. 3대 영양소의 소화에 대해서는 제4장에서 설명한다.

장액은 분비방법과 역할이 췌액과 다르다

십이지장, 공장, 회장의 점막에서는 **장액**이 분비된다. 장액은 췌액처럼 도관을 통해서 분비되지 않고 점막에 점재한 세포에서 스며나온다.

주요 성분은 수분과 전해질, 점액으로 pH는 약알카리성이다. 위에서 흘러나오는 산성의 내용물을 중화시켜 소장의 점막을 보호한다. 또한 장의 내용물에 수분을 보충해서 소화·흡수를 도와 내용물이 원활하게 이동하도록 한다.

시험에 나오는 어구

장액
수분과 전해질, 점액으로 이루어진 액체로 장점막의 세포에서 분비된다. 소화효소는 없다. 소화를 도와서 장의 내용물이 원활하게 통과하도록 한다.

키워드

아미노산
단백질을 구성하는 최소 단위. 인체에는 20종류의 아미노산이 사용되고 있다.

펩티드
아미노산이 몇 개 결합한 것인지를 나타내는 의미이다. 2개가 연결된 것을 디펩티드, 3개가 연결된 것을 트라이펩티드, 몇 개의 아미노산이 결합한 것을 올리고펩티드라고 한다.

주요 소화효소와 기능

소화액	소화효소	대상이 되는 영양소	기능
타액 1.5ℓ/일	타액 아밀라아제	당질	전분과 글리코겐을 말토스와 말토 트라이오스로 만든다.
	혀 리파아제	지질	중성지방을 지방산과 2-모노아실글리세롤로 만든다.
위액 2ℓ/일	펩신	단백질	단백질을 펩톤으로 만든다.
	위 리파아제	지질	중성지방을 지방산과 2-모노아실글리세롤로 만든다.
췌장액 1.5ℓ/일	췌장 아밀라아제	당질	전분과 글리코겐을 말토스와 말토 트라이오스로 만든다.
	트립신, 키모트립신, 엘라스타아제	단백질	단백질이나 펩톤을 더 작은 분자인 폴리펩티드로 만든다.
	카르복시펩티다제	단백질	단백질과 폴리펩티드에서 아미노산을 분리한다.
	췌장 리파아제	지질	중성지방을 지방산과 2-모노아실 글리세롤, 글리세롤로 만든다.
	콜레스테롤에스테르 가수분해효소	지질	콜레스테롤에스테르를 지방산과 콜레스테롤로 만든다.
	포스포리파아제	지질	인지질을 지방산과 리솔레시틴으로 만든다.
소장 (막소화)	수크레이스	당질	수크로스를 글루코오스와 프럭토스로 만든다.
	말테이스	당질	말토오스를 글루코오스로 만든다.
	락테이스	당질	락토오스를 글루코오스와 갈락토스로 만든다.
	아미노펩티다제	단백질	단백질에서 아미노산을 분리한다.
	디펩티다제	단백질	디펩티드를 아미노산으로 만든다.
담즙 0.5ℓ/일	없다	지질	지질의 소화를 돕는다.

※장액(본문참조)은 하루에 1.5ℓ 분비된다. 표의 소장 항목에 있는 소화효소는 흡수상피세포의 세포막 표면에서 막소화를 하는 것으로 장액에 섞여서 나오지는 않는다. 그래서 장액의 분비량은 별도로 표기했다.

소화관호르몬의 기능

- 소화관에서 분비된 호르몬을 소화관호르몬이라고 한다.
- 소화관호르몬은 소화액 등의 분비를 촉진시키거나 억제한다.
- 소화관호르몬은 유문괄약근 등을 수축하거나 이완시킨다.

소화관에서 분비되어 그 근처에서 작용한다

호르몬이란 몸의 기능을 조절하는 메시지를 전달하는 물질을 말한다. 호르몬은 혈액으로 운반되어 표적세포에 작용해서 기능을 촉진시키거나 억제한다. 호르몬이라면 난소나 정소, 뇌하수체 등의 전문적인 기관에서 분비되는 물질이라는 이미지가 있지만, 소화관에서도 분비된다. 그러한 것들을 소화관호르몬이라고 한다. 일반적으로 호르몬은 분비되는 장소와 작용하는 장소가 다른데, 소화관호르몬은 비교적 비슷한 곳에서 작용한다는 특징이 있다.

가스트린과 세크레틴 등의 작용

소화관호르몬에는 가스트린, 세크레틴, 콜레시스토키닌, 소마토스타틴, GIP 등이 있다. 세크레틴과 콜레시스토키닌은 p.48에서 설명했다.

가스트린은 위로 음식물이 들어오면 위의 유문부와 십이지장에 있는 세포에서 분비되어 위산과 펩시노겐(p.42)의 분비를 촉진시킨다. 또한 하부식도의 괄약근을 수축해서 유미죽의 역류를 막고, 유문의 괄약근을 열어서 유미죽을 십이지장으로 보낸다.

소마토스타틴은 췌장과 위·십이지장의 세포에서 분비되어 가스트린과 세크레틴을 억제하는 호르몬으로 소화를 억제하는 기능을 가지고 있다.

GIP는 장내 글루코오스에 반응해서 십이지장과 공장의 세포에서 분비되어 위액의 분비를 억제하고, 혈당을 낮추는 인슐린(p.106)의 분비를 촉진한다.

 시험에 나오는 어구

소화관호르몬
소화관 벽에 있는 특수한 세포에서 분비되어 소화액의 분비를 촉진하거나 억제하고, 괄약근을 열거나 닫는 작용을 한다.

🔒 키워드

GIP(gastric inhibitory polypeptide)
십이지장과 공장의 세포에서 분비되어 혈당을 낮추는 작용이 있는 소화관호르몬. 비슷한 작용을 하는 다른 호르몬과 함께 인크레틴이라고 부른다.

 메모

호르몬
특별한 세포에서 분비되어 혈액 등에 실려서 온 몸으로 운반되고 표적세포에 작용해서 몸의 기능을 조절한다. 일반적으로 호르몬이 표적으로 삼은 세포는 분비하는 기관에서 멀리 있지만, 소화관호르몬은 가까운 곳에서 작용한다.

소화관호르몬의 기능②

소화관 벽에서 가스트린, 소마토스타틴, GIP 등과 같은 소화관호르몬이 분비된다. 각각의 기능은 다음과 같다.

가스트린

위의 G세포에서 분비된다.

❶ 위산·펩시노겐의 분비·위벽의 운동, 위벽
  세포의 증식을 촉진한다.
❷ 하부식도괄약근을 수축한다.
❸ 유문괄약근을 이완시킨다.
❹ 오디괄약근을 이완시킨다.

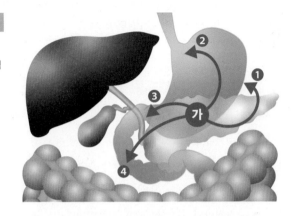

소마토스타틴

췌장의 랑게르한스섬과 위·십이지장의 D세
포에서 분비된다.

❶ 가스트린의 분비를 억제한다.
❷ 세크레틴의 분비를 억제한다.

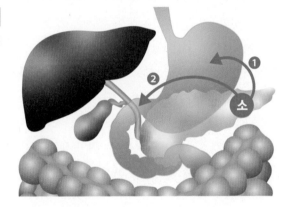

GIP

십이지장과 공장의 K세포에서 분비된다.

❶ 위액의 분비를 억제한다.
❷ 인슐린의 분비를 촉진한다.

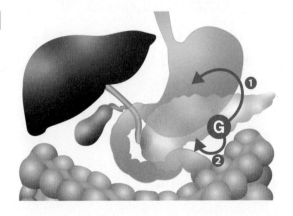

영양소의 흡수와 운반

POINT
- 대부분의 영양소는 소장에서 흡수되고 문맥에 의해 간으로 들어간다.
- 당질과 단백질은 흡수상피세포의 막수송단백질로 운반된다.
- 당질은 흡수상피세포의 막을 그냥 통과한다.

영양소를 흡수상피세포로 운반하는 막수송단백질

3대 영양소(당질, 단백질, 지질)와 수분, 비타민, 미네랄 대부분은 소장에서 흡수된다. 또한 소장에서 흡수되지 못하고 남은 수분과 미네랄은 대장에서, 알코올은 위와 소장에서 흡수된다.

최소 단위까지 소화된 당질과 단백질, 비타민과 같은 대부분의 영양소는 소장점막의 흡수상피세포로 운반된다. 그 구조는 영양소에 따라 다르다.

당질(p.114)의 최소 단위인 글루코오스나 프럭토스, 단백질(p.118)의 최소 단위인 아미노산은, **세포막**에 있는 **막수송단백질**이라 불리는 장치에 의해 세포 속으로 끌려들어간다. 막수송단백질은 한 종류가 아니고, 영양소마다 다른 형태가 준비되어 있다. 그에 비해서 **지질**(p.122)은 세포막을 쉽게 통과한다. 그것은 세포막이 지질로 이루어져 있기 때문이다. 따라서 지질을 운반하는 막수송단백질은 없다.

융모의 모세혈관이 모여서 문맥이 된다

흡수상피세포 속에 들어 있는 영양소는 필요에 따라 세포 내에서 처리된 후에 **융모**(p.54)의 중심을 지나가는 모세혈관(지질의 일부는 림프관)으로 들어간다. 모세혈관은 조금씩 모여 **장간막**(p.52)을 통과하는 정맥이 되고, 상장간막정맥과 하장간막정맥에 모여 다시 합류해서 문맥이 되어 간으로 들어간다(p.84). 림프관은 조금씩 모여 복부에 있는 **가슴림프관팽대**를 통해서 복부의 배관으로 올라가 왼쪽 쇄골하정맥과 총경정맥의 합류점으로 들어간다.

시험에 나오는 어구

막수송단백질
흡수상피세포의 막에 있고, 당질과 단백질을 운반하는 장치.

키워드

가슴림프관팽대
복부에 있고, 하반신에서 뻗은 림프관이 모이는 곳. 가슴림프관은 지질이 섞여서 유백색이 된 림프액을 말한다.

메모

세포막
세포막은 인지질이 이중층으로 되어 있는 것. 지질은 이 막을 쉽게 통과한다.

3대 영양소의 흡수

최소 단위의 물질까지 소화된 당질과 단백질은 흡수상피세포로 운반되어 혈관으로 들어간다. 지질은 흡수상피세포로 운반되어 일부는 혈관으로, 일부는 림프관으로 들어간다.

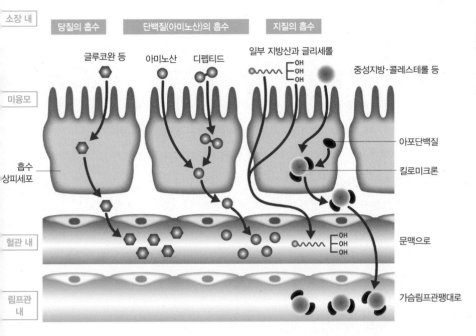

막수송단백질

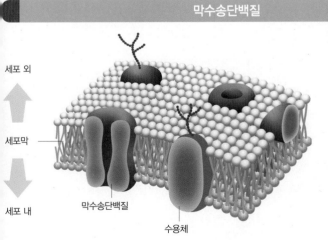

세포막에는 단백질로 이루어진 막수송단백질로 가득 차있다. 그리고 운반하는 물질에 따라서 다른 수송체가 있다. 당질과 단백질은 막수송단백질로 운반되고, 지질은 세포막을 쉽게 통과한다.

장내세균총과 기능

- 장내세균은 100조 개 이상이나 되고, 대부분 대장에 있다.
- 사람이 소화하지 못하는 것을 분해해서 비타민 등을 만든다.
- 장내세균총은 면역 기능과 상호관계가 있다.

세균은 주로 대장에서 집락을 만들어 생태계를 형성

입에서 항문으로 연결된 소화관 속에는 여러 가지 세균이 서식하고 있다. 대략 500~1,000종으로 100조 개 이상이나 된다고 한다. 세균수는 소장의 원위부부터 많아지고, 대장으로 들어가면 갑자기 증가한다. 세균은 종류별로 집락을 만들고 가까이에 있는 다른 집단과 서로 영향을 주고받으면서 생태계를 형성한다. 그래서 군집한다는 의미의 '총'을 사용해서 **장내세균총**(장내미생물)이라고 불린다.

장내세균은 출산할 때 산도에서 감염되거나 음식물과 함께, 또는 손에 묻은 것을 입으로 섭취할 때 정착한 것으로 구성은 사람마다 다르다.

면역 기능과 상호관계를 구축

장내세균과 사람은 공존관계에 있다. 장내세균은 소화되지 않은 채 대장으로 들어온 찌꺼기를 분해해서 비타민이나 단백질, 지방산 등 사람에게 유익한 물질을 만들거나 장으로 들어온 병원체를 없애준다.

또한 장내세균총은 사람의 면역 기능과 상호관계를 구축한다고 한다. 균형이 잡힌 장내세균총은 백혈구를 자극해서 면역반응을 정상으로 유지하고, 정상적인 면역반응은 **장내세균총의 균형**을 유지한다. 장내세균총의 균형이 무너지면 면역에 이상을 일으켜 알레르기가 생기거나 병세가 악화된다. 또한 장내세균총은 **과민성대장증후군**(p.166)과 같은 소화기 질환이나 암, 비만과 관계가 있어 다양한 연구가 진행되고 있다.

장내세균총
장내세균이 종류별로 군락을 만들어 서로 영향을 주고받으면서 생태계를 형성한 상태.

메모

장내세균총의 균형
장내세균의 기본적인 구성은 어른이 되면 별로 변하지 않는다. 그러나 식생활이나 스트레스 등의 영향으로 균형이 변하기도 한다.

상재균
인체에는 소화관만이 아니라 피부나 질에도 많은 세균이 서식한다. 항상 그곳에 있는 세균은 상재균이라 불리고, 대부분은 인체에 무해하거나 유익하다. 상재균의 90%는 소화관에 있다.

장내세균총

장 내에 사는 균은 종류별로 군락을 만들어 서로 영향을 주고받으면서 생태계를 형성한다. 장내세균총은 사람마다 다르다. 장내세균은 장에 침입하는 병원체를 격퇴하고, 사람이 소화하지 못하는 것을 분해해서 지방산을 만들고 비타민(B군, K 등)을 생성한다.

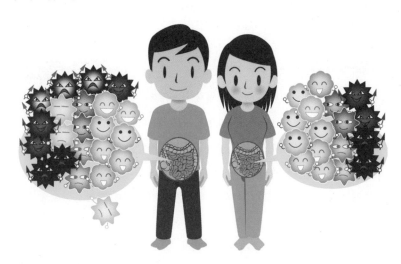

장내세균의 종류

장내세균은 인체에 유용한 유익균과 때때로 병을 일으키는 등 몸에 해를 주는 유해균, 양쪽 다 가능한 중간균으로 나뉜다.

유익균	중간균	유해균
		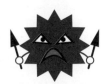
비피더스균, 유산간균 등	박테로이데스, 비병원성 대장균 등	웰치간균, 포도상구균, 병원성 대장균 등
• 정장 작용 • 면역 기능 • 비타민 등의 생성	• 보통은 무해하지만, 유해균이 강해지면 해를 준다	• 장내부패 • 가스 발생 • 발암성물질 등 유해물질의 발생

장관면역

POINT

- 장이 담당하는 면역 기능을 장관면역이라고 한다.
- 회장에 있는 파이에르판이 중심 역할을 한다.
- 점막을 덮은 점액이나 장내세균 등도 장관면역에 관여한다.

사람 면역조직의 60%는 장에 있다

인체에 들어온 세균이 바이러스 등의 침입자를 제거하는 기능을 면역이라 하고, 그 일을 실행하는 조직을 림프조직이라고 한다. 그리고 전신림프조직 60%가 모이는 장은 **면역 기능**에 중요한 역할을 하는데, 이것을 **장관면역**이라고 한다. 장에는 음식물과 함께 세균 등의 침입자가 들어오기 때문에 그것을 제거하기 위해서 강력한 면역 기능이 갖춰져 있는 것이다.

장관면역의 주요 무대는 점막 밑에 면역세포의 림프구가 모이거나 림프소절이 산재해 있는 소장이다. 특히 회장에는 림프소절이 더 많이 모여 있는 **파이에르판**이라는 조직이 있는데, 이것이 중심 역할을 한다. 또한 장 점막의 표면을 지키는 점액이나 점막의 특수세포가 분비하는 항균물질, 앞에서 설명한 장내세균도 외부 이물질의 침입을 막는 데 큰 역할을 한다.

장관면역의 주인공은 파이에르판

파이에르판 표면에는 M세포라는 특수한 세포가 있고, 이것이 장 속으로 들어온 침입자를 잡아서 운반한다. 침입자의 정보는 M세포에서 **수지상세포**(항원제시세포)로, 그리고 면역 사령탑인 T세포로 전달된다. 그러면 **T세포**가 활성화되어 B세포에 무기가 되는 항체(IgA)의 생산과 방출을 지시한다. 그리고 활성화된 B세포는 형질세포라고 불리는 세포로 변신해서 항체를 방출하고 침입자를 공격해서 제거한다. 파이에르판은 음식물에 대한 면역반응에도 관여한다고 알려져 있다.

시험에 나오는 어구

장관면역
주로 장의 림프조직이 담당하는 면역 기능. 음식물과 같이 섞여서 침입하는 이물질을 제거한다.

파이에르판
회장에 산재하는 림프조직으로 총 20~30개 정도이다. 림프구의 집합인 림프소절이 덩어리를 만든 것 같은 조직으로 표면의 M세포가 침입자를 잡아서 운반한다.

키워드

수지상세포
침입자를 잡아먹고 분해해서 그 조각을 면역 사령탑인 림프구의 T세포에 제시하는 세포. 주로 파이에르판 등의 점막과 피부에 존재한다.

T세포·B세포
림프구의 한 종류. 림프구는 백혈구의 일종이다. 림프구에는 T세포, B세포 외에도 NK세포 등 몇 개의 종류가 있다. 또한 T세포에는 다른 역할을 하는 몇 가지 유형이 있다.

장관면역의 소장점막 기능

배세포가 분비하는 점액은 소장점막을 감싸서 침입자의 침입을 방어한다. 점막에 있는
파네스세포는 리소자임과 같은 항균물질을 방출한다. 장내세균총은 외부에서 침입하는
세균 등을 제거한다. 마크로파지는 면역세포 중 하나로 외부에서 침입한 이물질을 집어
삼켜서 없앤다.

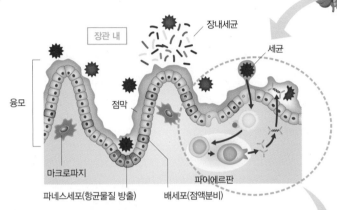

파이에르판의 구조와 기능

회장의 점막에 있는 파이에르판은 림프구의 집합으로, 침입
자를 잡고 항체를 방출해서 침입자를 제거한다.

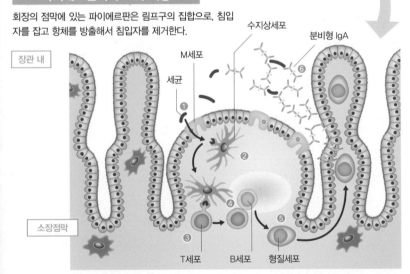

❶ M세포가 세균 등의 침입자를 잡는다.
❷ 침입자를 수지상세포에 넘겨준다.
❸ 수지상세포가 침입자의 정보를 T세포에 제시한다(항원제시).
❹ T세포가 활성화, B세포에게 침입자의 정보를 전달한다.
❺ B세포는 활성화해서 형질세포가 된다.
❻ 형질세포가 항체의 분비형 IgA를 방출해서 침입자를 제거한다.

T세포: 림프구의 한 종류로 면역의 사령탑이 된다.
B세포: 림프구의 한 종류로 항체를 만든다.
수지상세포: 침입자를 잡아먹고 그 정보를 T세포
에 제시한다.
IgA: 면역글로블린. 점액 등으로 분비되는 물질 속
에서 나오는 유형의 항체.

대장① 맹장의 구조와 기능

POINT
- 맹장이란 회장과 대장이 만나는 회맹부 아래쪽 부분이다.
- 맹장에는 충수가 매달려 있다.
- 충수는 면역 기능에 관여한다고 알려져 있다.

대장의 시작 부분이 맹장

소장에서 이어지는 대장은 **맹장**, **결장**, **직장**으로 나눠진다. 그 시작 부분인 맹장은 회장이 대장 말단을 뚫는 것처럼 연결되는 부분 아래쪽에 있는 짧은 소화관이다. 맹장은 끝이 막힌 주머니 모양의 위창자관을 말하고(옮긴이 보충), '맹'은 막혔다는 의미로 인체에서 관 모양의 기관이 막힌 것을 **맹단**(盲端)이라고 한다. 맹장도 말단에 **충수**가 붙어 있는 맹단이다. 반대로 맹장에서 위쪽으로 결장이 연결되어 있다.

회장과 맹장이 연결되는 부분을 **회맹부**, 그 입구를 **회맹구**라고 한다. 회맹구의 가장자리는 주름 모양이고, 맹장 쪽으로 솟아올라 있어서 회장에서 흘러들어온 내용물의 역류를 막는 판의 기능을 한다. 이것을 **회맹판**이라고 한다.

충수는 불필요한 기관이 아니다

맹장에 매달려 있는 것이 충수이다. 보통 **맹장염**(또는 맹장)이라 불리는 심한 복통을 동반하는 질병은 맹장이 아닌 충수의 염증(충수염)이다.

충수는 가늘고 긴 주머니 모양의 기관이다. 결장 바깥쪽으로 뻗은 3개의 **결장끈**(p.68)을 따라가면 맹장 끝에 있는 충수에 도달한다.

충수의 기능은 아직 완전하게 밝혀지지 않았지만, 불필요한 기관은 아니라고 알려져 있다. 충수에는 면역 기능을 하는 림프조직 외에도 사람에게 유익한 장내세균이 저장되어 있어서 면역 기능에 중요한 역할을 할 가능성이 있다. 절제해도 살지만, 요즘은 과거처럼 쉽게 절제하지 않는다.

 시험에 나오는 어구

맹장
대장이 시작되는 부분. 회장이 연결되는 회맹부의 아랫부분. 말단에 충수가 매달려 있다.

회맹부·회맹판
회장이 맹장으로 연결되는 부분을 회맹부라 하고, 점막이 주름 모양으로 솟아 있어서 역류방지판 역할을 하는 부분을 회맹판이라 한다.

충수
맹장의 말단에 있는 가늘고 긴 관 모양의 기관. 과거에는 쓸모없는 기관으로 여겼지만, 면역 기능 등에 관여한다는 사실이 밝혀졌다.

 키워드

맹단
'맹'은 막혔다는 의미로, 관 모양의 기관 끝이 막혀있는 것을 맹단이라고 한다.

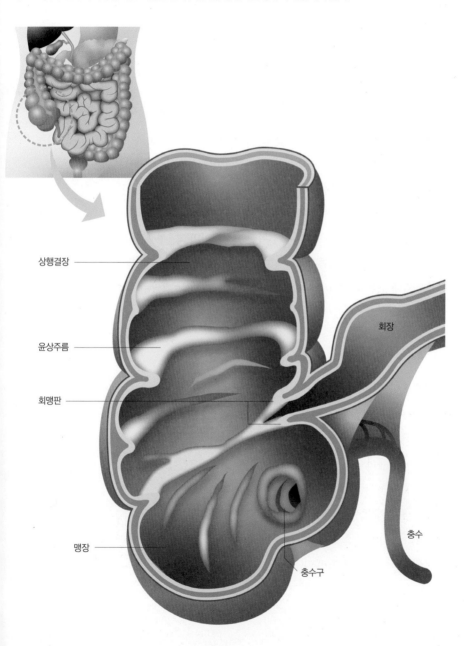

맹장과 충수의 기능

회장이 대장으로 연결되는 부분을 회맹부라 하고, 그 아랫부분이 맹장이다. 회장이 연결되는 부분은 점막이 주름 모양으로 솟아 있어서 역류방지판 기능을 한다(회맹판). 맹장에는 충수가 연결되어 있다.

상행결장

윤상주름

회맹판

회장

맹장

충수

충수구

대장② 상행·횡행·하행결장

POINT

- 결장은 상행결장, 횡행결장, 하행결장, S상결장으로 이루어져 있다.
- 결장 바깥쪽에는 3개의 결장끈이 붙어 있다.
- 횡행결장은 복막에 매달려 있고, 위에서 늘어지는 대망막이 붙어 있다.

복부를 빙 둘러싸고 있는 결장

맹장에서 이어지는 것이 **결장**이다. 결장은 오른쪽 아래 복부에서 위로 올라가는 상행결장(약 13cm), 간 밑에서 굽어져 배꼽 정도의 높이에서 오른쪽에서 왼쪽으로 뻗은 횡행결장(40~50cm), 그리고 다시 굽어져서 하복부 왼쪽으로 뻗은 하행결장(25~30cm), 계속 이어지는 S상결장(30~40cm)으로 나뉜다. S상결장에 대해서는 다음 항목에서 설명한다(p.70).

상행결장과 하행결장은 **복막**(p.20) 뒤에 고정되어 있고, 횡행결장은 장간막에 매달려 있어서 가동성이 있다. 또한 횡행결장에는 대망막이라는 커튼과 같은 복막이 붙어 있다. 이것은 위를 감싸는 복막이 앞으로 늘어졌다가 하복부에서 뒤집어진 것이다.

3개의 결장끈이 세로로 뻗어 있다

결장의 바깥쪽에는 3개의 근육이 존재한다. 이것은 결장벽에 세로로 뻗어 있는 근육(외종주근)이 다발을 이룬 것으로 **결장끈**(간막끈, 대망끈, 자유끈)이라고 한다. 결장끈이 결장의 길이를 수축하도록 장력을 가하기 때문에 주름이 없는 부분의 벽이 꾸불꾸불 부풀어오른다. 이것을 **결장팽기**라고 한다. 한편 안쪽의 점막에는 **반월주름**이라 불리는 주름이 있고, 이것은 밖에서 봤을 때 잘록한 부분과 합쳐진다.

결장의 점막에는 소장에 있는 융모가 없어서 매끈하지만, 자세히 보면 음와라고 하는 깊은 구멍이 있다. 음와 속에 있는 배세포는 점액을 분비하고, 변이 부드럽게 나올 수 있게 도와 준다.

📖 시험에 나오는 어구

결장
맹장에서 이어지는 직장과 연결되는 장. 상행결장, 횡행결장, 하행결장, S상결장으로 나뉜다.

결장끈
결장 외종주근이 다발을 이룬 것. 결장 바깥쪽으로 3개가 있다. 횡행결장의 경우에는 위쪽으로 뻗은 간막주름, 앞 벽으로 뻗은 대망막주름, 뒤쪽으로 뻗은 자유주름이 있다.

결장팽기
결장의 바깥쪽에 꾸불꾸불하게 부풀어오른 부분. 결장주름에 의해 장이 수축하면서 생긴다.

반월주름
결장점막에 있는 반월 모양의 주름. 2개의 결장팽기 사이에 있는 잘록한 부분과 합쳐진다.

메모

충수는 결장끈 끝에 있다
3개의 결장끈은 맹장의 끝부분에 모여 있고, 그곳에 충수가 있다.

결장의 전체 구조

결장은 하복부 오른쪽의 맹장에 이어 상행결장, 횡행결장, 하행결장, S상결장으로 연결되고, 직장으로 이어진다.

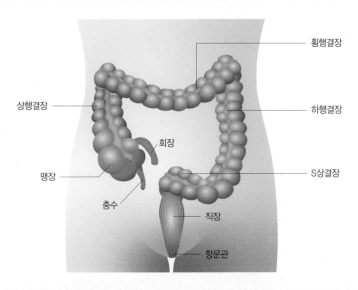

횡행결장

상행결장

하행결장

회장

맹장

S상결장

충수

직장

항문관

결장의 외관과 점막의 조직

결장의 외관에는 3개의 결장끈이 뻗어 있다. 결장끈이 잡아당기기 때문에 꾸불꾸불하게 부풀어오른 모양이 생긴다.

점막에는 융모가 없고, 음와라 불리는 구멍이 많다. 음와 속에는 점막을 분비하는 배세포가 있다.

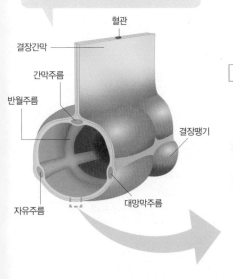

혈관

결장간막

간막주름

반월주름

자유주름

대망막주름

결장팽기

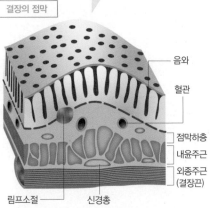

결장의 점막

음와

혈관

점막하층

내윤주근

외종주근
(결장끈)

림프소절

신경총

대장③ S상결장의 구조

- S상결장은 하행결장에서 이어져 S자로 굽어 있다.
- S상결장의 주행은 옆에서 보는 편이 이해하기 쉽다.
- S상결장간막에 매달려 있어서 가동성이 있다.

S상결장의 주행은 옆에서 보면 알 수 있다

하행결장에서 이어져 구불구불 S자로 굽어 직장으로 연결되는 부분이 **S상결장**으로, 길이가 30~40㎝ 정도이다. 그 주행은 정면에서 보는 것보다 옆에서 보는 편이 이해하기 쉽다. S상결장은 왼쪽 하복부의 장골능 주변에서 중앙 뒷부분의 천골로 향해 크게 커브를 그리면서 뻗고, 천골 앞에서 다시 굽어서 천골을 따라 아래로 향한다.

S상결장에도 상행·횡행·하행결장에 있는 것과 같은 **결장끈**(p.68)이 있는데, 선추 3번 앞 부분에서 결장끈이 보이지 않게 된다. 결장끈이 사라지는 근처에서 이어지는 부분이 **직장**(p.72)이다.

장간막에 매달려 있는 S상결장

S상결장은 **복막**(p.20) 아래쪽에서 위쪽으로 감싸여 있고, 앞뒤 복막이 합쳐져서 생긴 장간막에 의해 뒤쪽 복벽에 매달려 있다. 이 장간막을 **S상결장간막**이라고 한다. S상결장간막은 느슨하게 친 텐트처럼 되어 있고, 이것으로 인해 생긴 우묵하게 패인 부분(S상결장간함띠)이 있다. 가끔 소장이 빠져나와 이곳에 끼여 혈류가 흐르지 않게 되면서 복통과 같은 증상이 나타나는 탈장이 발생하기도 한다.

하행결장은 복막 뒤쪽에 있어서 대체로 고정되어 있지만, S상결장에는 가동성이 있다. 그래서 장이 움직이다가 장간막이 꼬여서 혈액순환이 원활하지 않아 **장염전**이 발생하기 쉽다.

S상결장의 구조

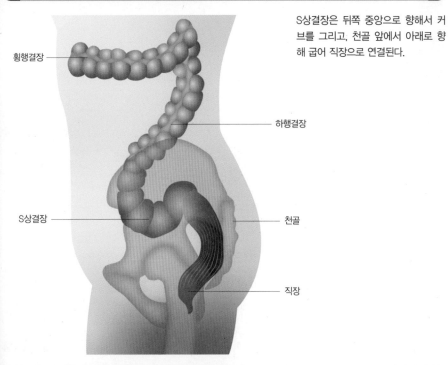

S상결장은 뒤쪽 중앙으로 향해서 커 브를 그리고, 천골 앞에서 아래로 향 해 굽어 직장으로 연결된다.

횡행결장

하행결장

S상결장

천골

직장

S상결장간막

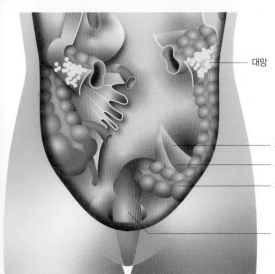

S상결장은 복막으로 감싸여 있고, 계 속해서 이어지는 장간막(S상결장간막) 에 의해 뒤쪽에 매달려 있다. 그 장간 막에는 우묵하게 패인 부분이 있다.

대망

S상결장간막

우묵하게 패인 부분(S상결장간함凹)

S상결장

직장

대장④ 직장의 구조

POINT

- 직장이란 S상결장에서 항문으로 이어지는 장을 말한다.
- 직장은 옆에서 보면 앞뒤로 곡선을 그린다.
- 점막에는 상·중·하의 직장주름이라는 큰 주름이 있다.

직장은 곧지 않다

S상결장에서 항문으로 이어지는 20cm 정도의 부분이 **직장**이다. 정면에서 보면 이름처럼 곧아보이지만, 옆에서 보면 곡선을 이루고 있다는 것을 알 수 있다. 먼저 천골을 따라서 앞뒤로 부푼 것처럼 곡선(천골곡)을 이루고, 앞쪽으로 향하면서 갑자기 하부 뒤쪽으로 굽어지고(회음곡), 마지막에 좁아진 **항문관**(p.76)으로 이루어진다.

직장의 위쪽은 복막으로 감싸여 있지만, 아래쪽에는 복막이 붙어 있지 않다. 복막은 직장 앞에서 상부 앞쪽으로 방향을 바꿔서 남성은 방광 상부를, 여성은 자궁 상부를 덮고 있다. 그리고 남성 직장과 방광 사이에 생긴 움푹 패인 부분을 **직장방광와**, 여성의 직장과 자궁 사이에 생긴 움푹 패인 부분을 **직장자궁와** 또는 **더글라스와**라고 한다. 더글라스와는 원래 여성의 직장자궁와의 명칭인데, 의료 현장에서는 남성의 직장방광와도 더글라스와라고 말한다.

직장 안쪽에는 3개의 커다란 주름이 있다

직장에는 결장끈이나 결장팽기는 없다. 벽은 안쪽부터 점막, 점막하층, 윤주근층, 종주근층으로 구성되고 바깥쪽 장막의 경우 상부에는 있지만 하부에는 없다.

점막에는 커다란 3개의 주름이 있다. 이것을 **직장횡주름**이라 하고 위에서부터 직장상행주름, 직장횡행주름, 직장횡행주름이라는 이름이 붙어 있다. 직장 하부의 조금 넓어지는 공간은 직장팽대부이고, 결장에서 보내진 변이 어느 정도 쌓이면 변의가 생기는 구조이다(p.78).

직장
S상결장에서 항문으로 이어지는 장. 앞에서 보면 곧게 뻗어있지만, 옆에서 보면 앞뒤로 곡선을 이루고 있다.

직장횡주름
직장의 점막에 매달려 있는 3개의 주름. 상·중·하 직장횡주름이라고 한다. 내시경 검사나 수술을 할 때 표시가 된다.

더글러스와
직장 앞면을 덮고 있는 복막이 자궁의 위쪽으로 접히면서 생긴 움푹 패인 부분. 원래는 여성에만 있는 명칭이지만, 남성의 직장방광와도 더글라스와라고 하기도 한다.

직장의 위치

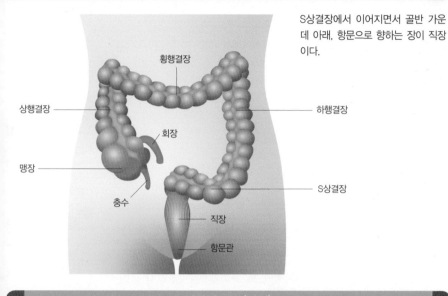

S상결장에서 이어지면서 골반 가운데 아래, 항문으로 향하는 장이 직장이다.

횡행결장

상행결장

회장

하행결장

맹장

충수

S상결장

직장

항문관

직장의 구조(남성)

직장은 천골을 따라서 곡선을 이루고, 앞쪽으로 향하면서 회음곡이라 하는 하부 아래쪽으로 굽어져서 항문으로 향한다. 안쪽 점막에는 직장횡주름이라 불리는 3개의 주름(상·중·하 직장주름)이 있다. 직장 전면을 뒤덮은 복막이 방광 위쪽으로 접히면서 생긴 움푹 패인 부분을 직장방광와라고 한다(키워드 참고).

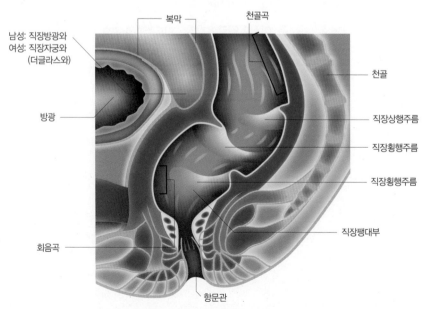

남성: 직장방광와
여성: 직장자궁와
(더글라스와)

복막

천골곡

방광

천골

직장상행주름

직장횡행주름

직장횡행주름

직장팽대부

회음곡

항문관

소화관의
구조와 기능

대장에서 변의 생성 과정

POINT
- 결장에서 장의 내용물의 수분을 제거해서 고형의 변을 만든다.
- 수분은 인체에 필수불가결하기 때문에 버리지 않고 결장에서 회수한다.
- 변의 단단한 상태를 판단하는 브리스톨 스케일이 있다.

장의 내용물에서 수분을 빼고 변을 만든다

결장의 기능은 소장에서 소화·흡수를 거의 마친 나머지 내용물에서 수분을 빼내어 **변**을 만드는 것이다.

회장에서 보내진 내용물은 수분을 많이 함유해서 걸쭉한 상태이다. 이 수분은 원래 음식물에 있던 수분에 타액, 위·십이지장에서 흡수한 소화액과 소장 벽에서 분비된 점액의 수분까지 합쳐진 것이다. 그 양은 음식물에서 섭취하는 것이 하루에 약 2ℓ, 소화액 등은 총 7ℓ나 된다.

수분은 인체에 필수불가결한 성분이기 때문에 그대로 버리지 않고 결장에서 회수한다. 일부 미네랄도 결장에서 흡수된다.

변의 단단한 상태를 판단하는 브리스톨 스케일

장의 내용물은 상행결장에서는 걸쭉한 액상이지만, 상행결장의 후반에서는 반액 상태, 횡행결장에서는 죽상 상태, 하행결장으로 이동할 때는 반죽 상태, 하행결장의 후반부터 S상결장에서는 반고형 상태, 직장으로 가기 직전에 고형이 된다.

이상적인 변은 적당한 수분이 있어서 말랑말랑하면서 부드럽고, 배출했을 때 형태를 유지할 정도의 단단한 상태이다. 어떤 이유로 장의 통과 속도가 빠르면 **설사**가 되고, 늦으면 **변비**가 된다. 또한 수분 섭취가 적거나 발한 등으로 수분을 많이 소실하면, 체내 수분량을 유지하기 위해서 결장에서 더욱 많은 수분을 흡수하기 때문에 변이 단단해진다.

변의 단단한 상태를 판단하는 기준표로 **브리스톨 스케일**이 있다(p.75 표 참고).

 시험에 나오는 어구

브리스톨 스케일
변의 상태를 판단하는 기준. 의료 현장에서 널리 사용된다.

 키워드

설사
변의 수분이 너무 많은 상태. 묽거나 걸쭉한 상태의 변이 빈번하게 배출되는 상태(p.140).

변비
변의 수분이 적어져서 변이 단단해지고, 배변 횟수가 줄어드는 것(p.138).

 메모

변에 함유된 물질
전체 60~70%는 수분. 나머지는 장벽에서 떨어진 세포(15~20%), 장내세균 (죽은 세균도 포함), 음식물 찌꺼기(5%) 등이 있다.

변이 만들어지는 과정

회장에서 결장으로 흘러들어온 내용물은 액상 상태이지만, 결장에서 조금씩 수분이 빠져서 단단해지고, 직장으로 가기 직전에 고형의 변이 된다.

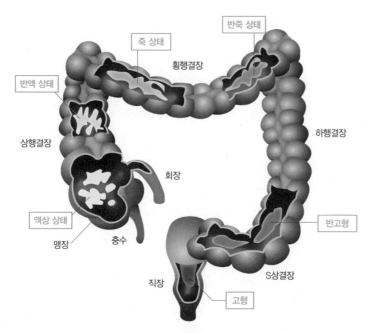

브리스톨 스케일

매우 느리다 (약 100시간)				
	1	동글동글한 변		단단하고 동글동글한 토끼똥 모양의 변
	2	단단한 변		소시지 모양의 단단한 변
소화관의 통과 시간	3	다소 단단한 변		표면에 주름이 있는 소시지 모양의 변
	4	정상인 변		표면이 매끄럽고 부드러운 소시지 모양, 또는 뱀처럼 똬리를 튼 변
	5	다소 부드러운 변		뚜렷한 주름이 있고, 부드러운 반고형 상태의 변
매우 빠르다 (약 10시간)	6	걸쭉한 변		경계가 풀려서 흐늘흐늘하고 모양이 없는 작게 조각난 변, 걸쭉한 상태의 변
	7	묽은 변		물처럼 고형물이 없는 액체 상태의 변

변의 단단한 상태를 판단하는 범위. 의료 현장에서 사용된다.

항문의 구조와 기능

- 직장 끝의 좁아진 4㎝ 정도가 항문관이다.
- 점막에는 주머니 모양의 항문동이 있다.
- 평활근의 내항문괄약근과 골격근의 외항문괄약근이 있다.

직장 끝의 좁아지는 부분이 항문관

항문은 소화관의 출구이다. 구멍만을 가리키는 것이 아니라 직장 끝의 좁아지는 4㎝ 정도의 부분이 소위 항문이고, 해부학에서는 이것을 **항문관**이라고 한다. 항문관의 점막에는 주머니처럼 생긴 오목한 부분이 나란히 있다. 그 오목한 부분의 안을 항문동, 오목한 부분과 오목한 부분 사이에 볼록한 부분을 항문주라고 한다. 주머니의 테두리선은 **치상선(즐상선)**이라 하고, 이 선의 위와 아래에서 점막을 구성하는 세포의 유형이 다르다(메모 참조).

항문 주변에는 정맥이 그물코와 같은 구조를 만들어 뻗어 있는 부분이 있다. 이것은 항문관의 위쪽 점막에 있는 **내치정맥총**과 항문의 출구 근처에 있는 **외치정맥총**이다. 이 정맥이 울혈로 부어서 통증을 동반하는 것이 **치핵**이다.

항문괄약근이 항문을 꽉 조인다

항문 주변에는 **내항문괄약근**과 **외항문괄약근**이 있고, 이 근육으로 평소 항문은 꽉 조여 있다. 내항문괄약근은 항문관 주변을 둘러싸고 있는 근육으로 직장 벽에 있는 내윤주근이 발달한 것이다. 이것은 평활근이고 자신의 의지로 움직일 수 없다. 외항문괄약근은 내항문괄약근의 외측을 둘러싼 근육으로 자신의 의지로 수축하거나 이완할 수 있는 골격근이다.

또한 내항문괄약근과 외항문괄약근 사이에는 골반하구를 형성하는 **항문거근**(치골미골근, 장골미골근, 치골직장근)이 있다.

항문관
직장 끝에서 갑자기 좁아지는 부분. 4㎝ 정도의 길이. 항문동, 항문주가 있다.

치상선
항문관의 점막에 있는 항문동 테두리선. 이곳의 위와 아래는 점막세포가 다르다.

메모

치상선의 상하 피부세포
치상선의 윗부분은 단층원주상피. 아랫부분은 중층편평상피로 감싸여 있다. 발생 과정에서 윗부분은 내배엽에서 유래하고, 아랫부분은 외배엽에서 유래했다.

외·내치정맥총
점막 밑에는 정맥이 많이 뻗어 있어서 이곳에 약을 투여하면 신속하게 정맥으로 흡수되어 온몸으로 순환한다. 그것이 좌약의 원리이다.

내치핵·외치핵
치핵 중에 치상선을 끼고 항문 안쪽에 생기는 것을 내치핵, 바깥쪽에 생기는 것을 외치핵이라고 한다.

항문관의 위치와 구조

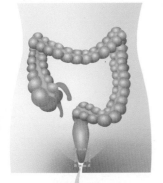

항문이란 직장 끝의 항문관을 말한다.

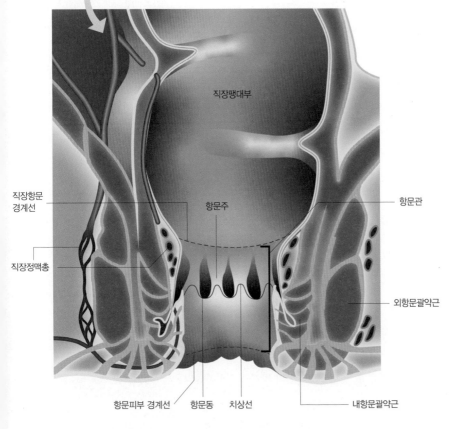

직장팽대부

직장항문
경계선

항문주

항문관

직장정맥총

외항문괄약근

항문피부 경계선   항문동   치상선

내항문괄약근

직장 끝에 갑자기 좁아지는 4㎝ 정도의 부분을 항문관이라고 한다.
항문관 주변은 내항문괄약근과 외항문괄약근으로 둘러싸여 있다.

배변의 구조

POINT

- 배변하는 과정은 직장에 변이 쌓이면서 시작된다.
- 배변반사로 직장에 연동운동이 발생하고, 내항문괄약근이 느슨해진다.
- 자신의 의지로 외항문괄약근을 느슨하게 하고 배에 압력을 가해서 배변한다.

무의식중에 일어나는 배변의 준비

결장에서 수분이 빠져나가 생긴 변은 S상결장에서 잠시 체류한 후에 S상결장의 **연동운동**으로 조금씩 직장으로 보내진다. 이 연동운동은 주로 위에 음식물이 들어가면 일어나는 **위·결장반사**에 의해 생긴다.

변이 직장으로 보내져도 항문이 닫혀 있어서 흘러나오는 일 없이 변은 직장에 쌓인다. 그리고 일정량이 되면 직장 벽의 센서가 벽이 늘어난 것을 감지하고 그 정보를 골반내장신경을 통해 천골로 전달한다. 그러면 **배변반사**가 일어나고 천골에서 직장으로 '연동운동을 일으켜'라는 명령이, 그리고 내항문괄약근에 '느슨해져(열어)'라는 명령이 떨어진다. 이 반응은 의지와는 관계없이 작동하는 **불수의운동**으로 주로 부교감신경에 의해 조절된다.

참을지 배변할지는 자신의 의지

직장 벽이 늘어났다는 정보는 뇌에도 전달된다. 그러면 변의를 느끼고 뇌는 화장실에 간다는 행동을 일으킨다. 그러나 화장실에 가기 전까지 또는 화장실에 갈 수 있는 상황이 아닐 때는 잠시 변의를 참아야 한다. 그런 경우에는 뇌에서 음부신경을 개입해서 외항문괄약근에 '조여'라는 명령을 내린다.

다행히 화장실에 도착하면 자신의 의지로 외항문괄약근의 수축을 풀고 배에 압박을 가해서 배변한다.

변의를 느낀 후 참거나 배변하는 행동은 자신의 의지로 할 수 있는 **수의운동**이다.

위·결장 반사
위에 음식물이 들어가면 S상결장에 연동이 발생하는 일. 비어 있는 위에 내용물이 들어갔을 때 일어나기 쉽다.

배변반사
직장 벽이 늘어났다는 정보가 천골에 전달되면 발생하는 반사. 직장에 연동운동을 일으키고, 내항문괄약근을 이완시킨다.

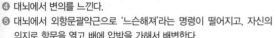

배변의 구조

배변 과정은 직장에 일정량의 변이 쌓이고 그 정보가 중추신경으로 전달되면 시작된다.

❶ 직장에 변이 쌓이고, 벽이 늘어나면 그 정보가 골반내장신경에 의해
   천골로 전달된다.
❷ 배변반사가 발생하고 골반내장신경에 의해 a.직장에 '연동운동을 일으
   켜'라는 명령이, b.내항문괄약근에 '느슨해져'라는 명령이 내려지면 의
   지와 상관없이 반응이 일어난다.
❸ 직장 벽이 늘어났다는 정보가 대뇌에도 전달된다.
❹ 대뇌에서 변의를 느낀다.
❺ 대뇌에서 외항문괄약근으로 '느슨해져'라는 명령이 떨어지고, 자신의
   의지로 항문을 열고 배에 압박을 가해서 배변한다.

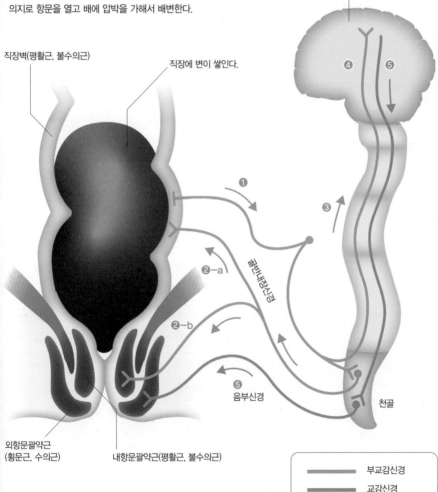

직장벽(평활근, 불수의근)

직장에 변이 쌓인다.

대뇌

골반내장신경

❷-a

❷-b

❺
음부신경

천골

❶

❸

❹ ❺

외항문괄약근
(횡문근, 수의근)

내항문괄약근(평활근, 불수의근)

━━━ 부교감신경

━━━ 교감신경

장관이 절반 이상을 책임지는 면역이란?

면역이란 세균과 바이러스, 화학물질 등 유해물질(침입자)이 침입했을 때 그것을 방어하는 시스템이다. 사람을 방어하는 면역 기능의 약 60%는 소장을 중심으로 한 장관이 맡고 있다고 한다. 면역 기능은 복잡한데, 그 시스템은 마치 웅대한 한 폭의 전쟁 그림과 같다. 면역은 현재 연구가 빠르게 진행되고 있는 분야이다.

면역의 중심 역할을 담당하는 것은 백혈구이다. 백혈구는 혈액을 관찰했을 때 적혈구 속 여기저기에 흰색의 혈구가 발견된 데서 붙여진 이름이다. 백혈구는 혈액 속만이 아닌 소장점막 (p.64)이나 간(p.94), 피하, 폐 등의 조직에 있고, 각 장소에서 침입자의 침입을 방어한다.

백혈구는 하나의 세포로 과립구(호중구, 호산구, 호염기구), 림프구(T세포, B세포, NK세포 등), 단구·마크로파지, 수지상세포 등의 종류가 있다. 싸우는 장소나 침입자의 종류, 여러 가지 상황에 따라서 싸우는 데 동원되는 세포나 전개에는 다소 차이가 있지만, 이러한 세포가 상호 연계, 협력해서 능숙하게 침입자를 물리친다.

호중구나 마크로파지는 온몸을 순찰하면서 침입자를 발견하면 그것이 무엇이건 상관없이 바로 포착해서 잡아먹어 없앤다. 또한 수지상세포는 발견한 침입자를 잡으면 세포 내에서 분해해 그 조각을 갖고 사령관인 T세포한테 가서 '이런 녀석이 침입했습니다'라고 보고한다. 보고를 받은 T세포는 활성화되고 증가해서 다른 역할을 가진 T세포에 공격 명령을 내리면서 동시에 B세포에게 무기가 되는 항체를 만들도록 명령한다. 게다가 NK세포나 마크로파지도 총동원되어 전선을 돌파해 들어온 침입자에 대한 총공격이 시작된다. 침입자가 제거되면 다른 T세포가 '공격을 멈춰!'라는 명령을 내리고 싸움은 끝난다.

이와 같은 불필요한 공격으로 인해 자신을 다치게 하는 일이 없도록 반응을 멈추게 하는 기능까지 잘 갖춰져 있는 것도 면역의 뛰어난 특징이다.

자세한 내용은 이 책의 시리즈 『면역학의 기본』을 참고하기 바란다.

3장

간·췌장·담낭의 구조와 기능

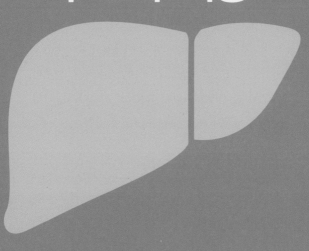

간의 위치와 구조

POINT

- 간은 왼쪽 상복부에 있고, 무게는 1~1.5kg이다.
- 아랫면 간문부에 문맥과 고유간동맥, 간관이 출입한다.
- 간겸상간막에서 좌엽과 우엽으로 나눠진다.

간은 인체에서 가장 큰 장기

　간은 오른쪽 옆구리 주변(상복부)에 있고, 갈비뼈 밑에 숨어 있어서 평소에는 손으로 만질 수 없다. 무게는 1~1.5kg 정도로 인체에서 가장 큰 장기이다.

　간의 상단에는 횡격막이 있다. 간 아래의 조금 왼쪽에는 위가 있고, 위에서 이어지는 십이지장도 일부는 간에 접해 있다. 오른쪽 뒤편에는 신장과 부신이, 그리고 상행결장에서 횡행결장으로 굽어지는 모서리 부분도 간 아랫면에 접해 있다. 또한 간에서 생성된 담즙을 저장해서 농축하는 담낭이 간 아랫면에 달라붙듯이 위치해 있다.

　소화관에서 나온 정맥을 모은 **문맥**(p.84)과 간 자체에 영양소와 산소를 보내기 위한 고유간동맥, 담낭으로 담즙을 보내는 간관이 간 아랫면에 있는 **간문부**로 출입한다. 간에서 나와서 심장으로 되돌아가는 간정맥은 간의 상부 뒷면에서 나와서 바로 하대정맥으로 들어간다.

해부학적으로 우엽은 좌엽의 4~5배

　간은 정면에서 보면 삼각형 모양이고, 표면은 매끈하다. 대부분 복막으로 싸여 있지만, 뒷면 일부에 복막이 없는 부분이 있고, 횡격막에 달라붙어 있다. 표면을 덮은 복막 일부는 **간겸상간막**이 되어 간을 좌엽과 우엽으로 나눈다(해부학적 엽구분). 이 구분으로 보면 우엽이 좌엽의 4~5배 정도 더 크다. 또한 간은 혈관의 주행과 기능에 따라서 다른 방법으로 구분되기도 한다. 다음 항목에서 자세히 설명한다(p.84).

시험에 나오는 어구

간겸상간막
간을 싸고 있는 복막이 간을 2개로 나누는 것처럼 생긴 복막주름. 이 부분에 의해 간은 해부학적으로 우엽과 좌엽으로 나뉜다.

간문부
간 아랫면의 문맥과 간동맥 등이 출입하는 부분.

해부학적 엽구분
간겸상간막에 따라서 간을 좌엽과 우엽으로 나누는 것.

간은 재생력이 강한 장기
간은 절반 이상 절개해도 크기나 거의 대부분의 기능이 원래 상태로 회복될 만큼 재생력이 강하다.

간의 생김새

간은 오른쪽 상복부에 있다. 위는 횡격막, 아래에는 위와 십이지장, 결장. 우신장 등에 접한다. 복막주름이 간겸상간막이 되어 간을 좌엽과 우엽으로 나눈다.

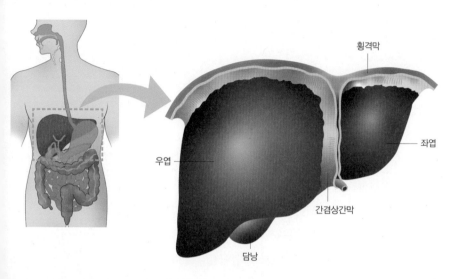

횡격막

좌엽

우엽

간겸상간막

담낭

간문부의 구조

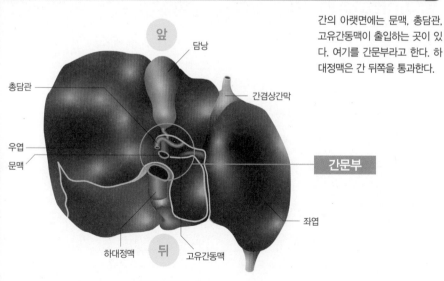

앞

담낭

총담관

간겸상간막

우엽

문맥

간문부

좌엽

하대정맥

뒤

고유간동맥

밑에서 봤을 때

간의 아랫면에는 문맥, 총담관, 고유간동맥이 출입하는 곳이 있다. 여기를 간문부라고 한다. 하대정맥은 간 뒤쪽을 통과한다.

간동맥·간정맥과 문맥

- 소화관에서 흘러들어온 혈액은 모여서 문맥이 되어 간으로 들어간다.
- 간에 들어 있는 혈관은 분지로 갈라져서 간 전체로 퍼진다.
- 혈관이 나눠지는 방법으로 간을 구분하기도 한다.

간은 혈관의 집합체

간에는 소화관에서 유입된 모든 혈액이 모인다. 그것은 소화관에서 흡수한 영양소를 저장하고 가공하기 위해서이다.

영양소 흡수의 중심지인 소장의 대부분과 결장의 전반 부분에서 나오는 정맥이 모여서 상장간막정맥이 된다. 결장 후반이나 상부 직장에서 나오는 정맥은 하장간막정맥이 되고, 위의 일부에서 나오는 비정맥과 합류한다. 그리고 그러한 정맥은 문맥이 되어 도중에 위의 일부에서 나오는 정맥과 합류하여 간문부에서 간으로 들어간다(p.14).

간문부에는 간에 산소를 보내는 **고유간동맥**도 있다. 문맥과 고유간동맥은 간 속에서 똑같이 분지로 갈라져 간 전체로 혈액을 공급한다. 그리고 각자가 모세혈관이 되어 간에서 여러 가지 화학처리를 하는 **간소엽**(p.86)을 구성한다. 간은 모세혈관의 집합체와 같은 장기이다.

혈관이 나눠지는 방법으로 간을 구분한다

간은 간겸상간막에 의해서 좌엽과 우엽으로 나눠지는데(해부학적인 엽구분, p.82), 간으로 들어가는 문맥과 같은 혈관을 나누는 방법으로 구분하기도 한다. 예를 들면, 문맥과 고유간동맥이 간문부로 들어가 2개로 나눠지는 것에 따라서 각각의 혈관이 분포하는 영역으로 좌엽과 우엽으로 구분한다. 이것을 **기능적 엽구분**이라 하고, 좌우로 구분하는 선을 Cantlie line이라고 한다. 또한 문맥 등이 분지로 갈라지는 것으로 더 세분화해서 S1에서 S8까지 8개로 구분하는 Couinaud 분류도 사용된다.

 시험에 나오는 어구

고유간동맥
복부대정맥에서 나오는 복강동맥에서 갈라져서 산소가 풍부한 혈액을 간으로 보내는 동맥. 단순히 간동맥이라고 하기도 한다. 간문부로 들어간 다음 간내에서 문맥과 마찬가지로 분지한다.

기능적 엽구분
문맥과 간동맥이 간문부로 들어가서 2개로 나눠지는 것에 따라서 간을 좌엽과 우엽으로 구분하는 것.

Couinaud 분류
문맥과 간동맥이 간 내에서 분지하는 것에 따라서 S1에서 S8까지 8개의 구역으로 나누는 방법.

문맥의 흐름

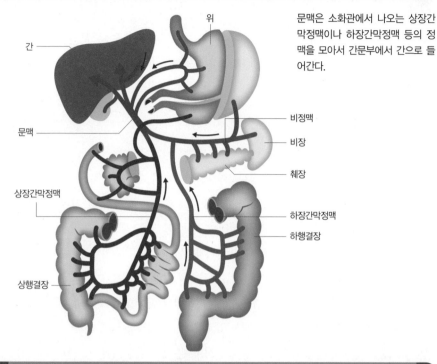

위

간

문맥

상장간막정맥

상행결장

문맥은 소화관에서 나오는 상장간
막정맥이나 하장간막정맥 등의 정
맥을 모아서 간문부에서 간으로 들
어간다.

비정맥

비장

췌장

하장간막정맥

하행결장

기능적 엽구분과 Couinaud 분류

기능적 엽구분

간을 간겸상간막을 기준으로 좌우로 나누는 해부학
적 엽구분과 달리, 문맥 등의 흐름에 따라서 좌엽과
우엽으로 나누는 것을 기능적 엽구분이라 하고, 그
경계를 Cantlie line이라고 한다.

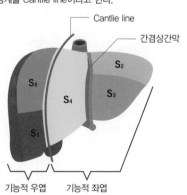

Cantlie line

간겸상간막

S_2

S_8

S_4

S_3

S_5

기능적 우엽   기능적 좌엽

Couinaud 분류

문맥 등으로 갈라지는 방법을 기준으로 전체를 8개로
나누는 분류법.

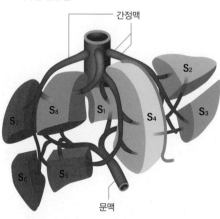

간정맥

S_2

S_7

S_8

S_1

S_4

S_3

S_6

S_5

문맥

간소엽의 구조와 혈액의 흐름

- 간은 1~2mm 크기의 간소엽의 집합체이다.
- 간소엽의 유동 주변에 간세포가 방사형으로 가지런히 배열되어 있다.
- 간소엽 속 혈액의 흐름과 담즙의 흐름은 방향이 반대이다.

간의 최소 단위는 1~2mm의 간소엽

간은 확대하면 육각형 모양의 유닛이 촘촘하게 배열되어 있는 것을 볼 수 있다. 이 유닛을 간소엽이라고 한다. 직경은 1~2mm로 간이 하는 여러 가지 일은 전부 이 유닛 속에서 이루어진다.

간소엽의 육각형 모서리에는 고유간동맥이 분지로 갈라진 **소엽간동맥**과 문맥이 분지로 갈라진 **소엽간문맥**, 담즙이 흐르는 **소엽간담관**이 뻗어 있다. 소엽간동맥과 소엽간문맥은 합류해서 유동이라 불리는 특수한 모세혈관이 되고, 상하좌우로 연결하면서 간소엽의 중심을 향해서 뻗어간다. 간소엽 중심에는 중심정맥이 있고 간소엽의 6개의 모서리로 들어온 혈액이 여기로 모인다. 그리고 중심정맥은 간소엽을 나와 서서히 합류하면서 간정맥이 되어 간의 상부 후면으로 나와 하대정맥으로 들어간다.

간소엽의 혈액과 담즙의 흐름

간소엽에는 유동 주변을 둘러싸는 것처럼 간세포가 방사형으로 배열되어 있다. 유동에는 소엽간동맥에서 나오는 산소가 풍부한 혈액과 소엽간문맥에서 나오는 영양소가 많은 혈액이 합류해서 유동 벽을 사이에 두고 혈액과 간세포 간에 산소와 영양소, 대사산물 등의 물질이 교환된다.

간소엽에는 간세포에서 만들어진 담즙이 흐르는 **모세담관**도 있다. 이것은 관이라기보다는 간세포 사이의 틈에서 생긴 통로이다. 담즙은 혈액의 흐름과는 반대로 간소엽의 중심에서 5개의 모서리에 있는 소엽간담관 쪽으로 흐른다.

 시험에 나오는 어구

간소엽
간의 여러 가지 화학반응을 하는 유닛. 직경 1~2mm로 육각형 모양이다. 중심정맥을 중심으로 방사형으로 간세포가 배열되어 있고 유동이 있다. 각각의 모서리에는 소엽간동맥, 소엽간문맥, 소엽간담관이 뻗어 있다.

 키워드

유동
모세혈관의 일종으로 혈관벽은 작은 구멍이 많이 열려 있는 유창성 내피세포로 이루어져 있다. 모세혈관의 안과 밖에서 물질 교환이 수월한 것이 특징.

메모

유동에 있는 면역세포
유동에는 쿠퍼세포라는 면역세포가 있어서 흘러들어오는 혈액 속에 있는 침입자를 제거한다. 쿠퍼세포는 마크로파지라는 세포의 일종이다(p.94).

간소엽의 구조

간소엽은 간을 구성하는 육각형 모양을 한 직경 1~2mm의 유닛을 말한다. 간의 화학반응은 전부 이 유닛 속에서 이루어진다.

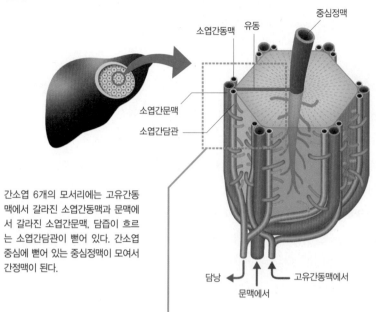

간소엽 6개의 모서리에는 고유간동맥에서 갈라진 소엽간동맥과 문맥에서 갈라진 소엽간문맥, 담즙이 흐르는 소엽간담관이 뻗어 있다. 간소엽 중심에 뻗어 있는 중심정맥이 모여서 간정맥이 된다.

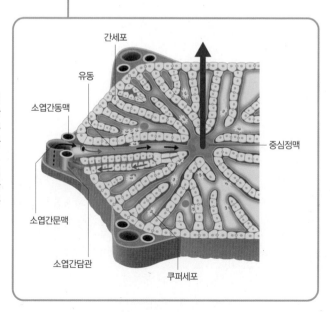

육각형 모양의 간소엽 모서리에 뻗어 있는 소엽간동맥과 소엽간문맥은 간소엽에서 합류해서 유동이 된다. 유동 주변에는 방사형으로 간세포가 배열되어 있다. 유동의 혈액은 중심정맥에 모인다. 담즙을 흘려보내는 모세담관은 간세포의 틈에서 만들어진 통로이다.

간의 기능① 대사와 저장

간·췌장·
담낭의
구조와 기능

- 간은 화학공장이고, 여러 가지 대사기능이 있다.
- 간 전용 산소로 3대 영양소와 알코올 등의 대사가 이루어진다.
- 간은 글루코오스와 비타민, 철 등의 저장고이다.

POINT

3대 영양소의 대사 작용

간은 대규모의 화학공장에 비유할 수 있다. 인체에 필요한 물질을 저장하거나 필요에 따라서 방출하여, 몸에 필요한 물질을 합성하고 유해한 물질을 분해하는 등 다양한 화학반응을 혼자 도맡아 하고 있다.

간의 가장 중요한 일은 **대사기능**이다. 대사란, 생물이 생명을 유지하기 위해서 저장하는 영양소를 분해해서 이용하거나, 단백질과 지질 등의 물질을 합성하는 일이다. 대사 활동의 화학반응에 관여하는 것은 효소이다. 효소는 각각의 특정한 화학반응만 담당하기 때문에 인체에는 많은 종류의 효소가 필요하다. 효소는 단백질로 이루어져 있어 일을 잘하기 위해서는 온도나 pH와 같은 조건이 필요하다.

특히 3대 영양소(p.110)의 대사기능은 간이 하는 가장 중요한 일이다. 예를 들어 당질대사에서는 **글리코겐**을 합성하고 분해해서 **글루코오스**를 방출한다. 단백질대사에서는 혈장단백질의 합성과 아미노산의 공급 등을, 지질대사에서는 콜레스테롤의 합성과 분해 등을 한다.

영양소의 저장고

간은 당이나 비타민(A, D, B12), 철 등의 저장고이기도 하다. 특히 인체가 가장 이용하기 쉬운 에너지원인 글루코오스의 저장이 중요하다. 혈액 속의 **글루코오스 농도**(혈당)가 극단적으로 떨어지지 않도록 간은 전달받은 글루코오스를 많이 연결해서 글리코겐을 합성하여 저장해 두고, 혈당이 떨어졌을 때 글리코겐을 분해해서 글루코오스를 방출한다.

 시험에 나오는 어구

대사
생물이 살아가기 위해서 섭취한 물질을 분해, 합성하는 일. 신진대사. 화학반응은 효소가 담당한다.

효소
생체 내 화학반응을 담당한다. 1개의 효소는 기본적으로 1개의 화학반응만 한다. 단백질로 이루어져 있다.

글루코오스
단당류. 인체에서 가장 이용하기 쉬운 에너지원. 예를 들면 뇌는 글루코오스만 이용할 수 있다. 포도당이라고도 한다.

글리코겐
글루코오스를 많이 연결한 것. 간이나 근육 등에 저장된다.

간의 3대 영양소 대사기능

소장에서 흡수된 영양소는 간에서 대사가 이루어지고, 필요한 장기로 보내지거나 배설된다. 아래 그림에서 나타낸 것 외에도 간은 여러 가지 대사 작용을 한다.

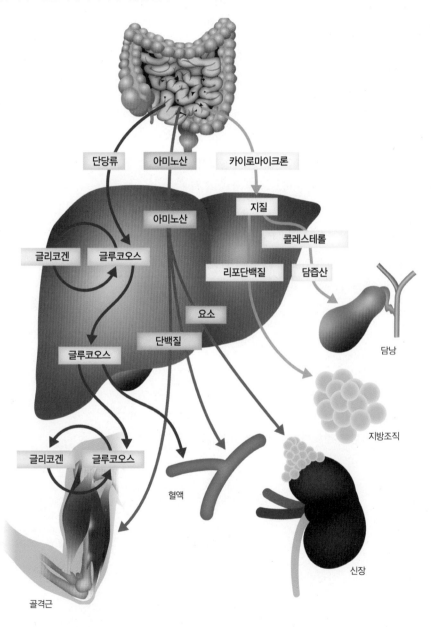

간의 기능② 해독

POINT

- 간은 효소를 이용해서 알코올과 약물을 해독한다.
- 알코올 등의 지나친 섭취는 간의 다른 일을 방해한다.
- 알코올 해독에는 2단계의 효소가 작용한다.

알코올과 약물을 해독한다

간은 몸에 해가 되는 물질을 대사 작용해서 해독한다. 대표적인 물질이 알코올과 약물이다. 둘 다 적정량이라면 인체에 유익하지만, 양이 지나치거나 장시간 계속 작용함으로써 체내에 축적되면 해가 된다. 위장에서 흡수된 알코올이나 마시는 약 성분, 혈관에 투여된 약물 등이 혈액에 섞여 간에 도착하면 간세포의 효소로 처리된다. 효소는 물질의 화학적인 구조나 성질을 바꿔서 무해하게 만들거나, 물에 녹는 물질로 바꿔서 소변이나 담즙 등으로 배출되도록 한다.

따라서 알코올과 약물의 지나친 섭취는 간에 부담을 주어서 간이 해야 할 다른 일을 방해하고, 간을 약하게 만든다. 또한 간이 약해지면 해독을 할 수 없기 때문에 화학물질에 의해 몸이 손상을 입는다.

알코올의 해독 과정

알코올은 먼저 **알코올 탈수소효소**(ADH) 등에 의해서 **아세트알데히드**라는 물질로 변한다. 그러나 아세트알데히드도 유해한 물질이어서 술병이나 숙취를 생기게 할 뿐 아니라 발암물질이기도 하다. 아세트알데히드는 **알데히드 탈수소효소**(ALDH)에 의해서 유해한 산소로 변하고 마지막에는 구연산 회로로 분해되거나 지방산 합성에 이용된다.

시험에 나오는 어구

알코올 탈수소효소 (ADH)
alcohol dehydrogenase. 알코올(에탄올)을 산화시켜서 아세트알데히드로 만든다.

알데히드 탈수소효소 (ALDH)
aldehyde dehydrogenase. 아세트알데히드를 산화시켜서 아세트산으로 만든다.

키워드

구연산 회로
TCA회로라고도 한다. 효소를 사용하고, 여러 가지 효소에 의해 당을 계속 다른 물질로 바꾸면서 에너지를 생산하는 회로. 구연산이 기점이 되기 때문에 이런 이름이 붙었다.

메모

술에 약한 사람이 간은 양호하다
효소가 부족해서 술에 약한 사람은 과음을 하지 않기 때문에 결과적으로 간에 부담이 적다. 효소가 있어서 숙취가 없는 사람일수록 과음할 경향이 높아서 간에 부담을 주게 된다.

약물을 해독하지 못하면 위험

간은 약물 등의 화학물질을 대사, 해독한다. 정상적으로 대사 작용을 못하면 혈중농도가 너무 높아져서 위험하다.

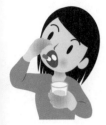

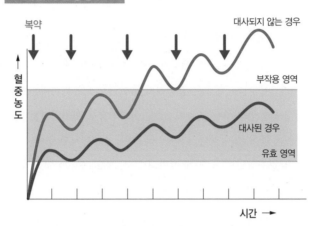

약물의 혈중농도

복약

대사되지 않는 경우

혈중농도

부작용 영역

대사된 경우

유효 영역

시간 →

알코올의 대사 과정은 2단계

알코올은 간의 알코올 탈수소효소(ADH)를 이용해서 아세트알데히드로, 알데히드 탈수소효소(ALDH)를 이용해서 아세트산으로 대사된다. 술에 약한 사람들은 중요한 알데히드 탈수소효소가 결핍되었다고 말할 수 있다. 술병이나 숙취는 독성이 있는 아세트알데히드에 의한 작용이다.

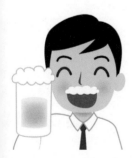

술에 약한 효소를 가지고 있다.

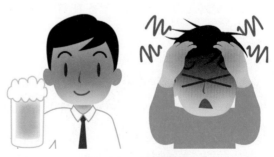

얼굴이 빨개지거나 숙취가 있다.
효소가 결핍되었다.

간의 기능③ 담즙을 만든다

- 담즙은 간세포로 만들어져서 소엽간담관에서 간관으로 흘러간다.
- 담즙 성분의 담즙산은 계면활성제이다.
- 담즙 성분의 빌리루빈은 헤모글로빈의 리사이클 대사물이다.

담즙은 쓴맛의 황색 액체

심한 구토로 쓴맛의 황색 액체가 나온 경험이 있을 것이다. 그 쓴맛의 정체가 **담즙**이다. 담즙은 담낭에서 십이지장으로 분비되는 액체로 지질의 소화를 도와주는 기능이 있다. 소화액으로 여겨지기도 하지만 소화효소는 들어 있지 않다. 담즙의 작용은 p.122에서 설명한다.

담즙은 간의 간소엽(p.86)에 배열된 간세포에서 만들어지고, 간세포들 사이의 틈에 생긴 모세담관을 지나서 짧은 헤링관을 거쳐 간소엽의 모서리에 뻗어 있는 소엽간담관으로 들어간다. 그리고 다시 합류해서 좌우 간관을 통해 간을 빠져나와 총간관에서 담낭으로 들어간다(p.96).

담즙 성분은 철저히 재사용, 리사이클된다

담즙의 주요 성분은 **담즙산**과 **담즙색소**이다.

담즙산은 콜레스테롤로 만들어진 물질로 아미노산 등과 결합하여 담즙산염의 형태로 존재한다. 담즙산염은 계면활성제로 지질을 유화시키는 기능이 있다. 십이지장에서 소화관으로 나온 후에 대부분이 회수되고, 다시 담즙 성분으로 이용된다(p.98).

담즙색소의 주성분은 **빌리루빈**으로 이것은 적혈구의 리사이클 대사물이다. 오래된 적혈구는 비장 등에서 파괴되고, 속에 있는 헤모글로빈이 분해되어 빌리루빈이 된 후 간에서 마지막 처리 과정을 거쳐 담즙이 된다. 십이지장으로 배출된 후 장내세균에 의해 **유로빌리노겐**이라는 물질로 바뀌어 대부분은 변에 섞여서 배출되지만, 일부가 회수되어 다시 담즙이 되거나 소변으로 나오기도 한다.

시험에 나오는 어구

담즙
지질의 소화를 도와준다 담즙산과 담즙색소가 주성분이다. 간에서 만들어져 담낭에서 농축되어 십이지장으로 분비된다.

담즙산
콜레스테롤로 만들어졌고, 아미노산 등과 결합하여 담즙산염의 형태로 존재한다. 계면활성제이다.

빌리루빈
적혈구 헤모글로빈의 리사이클 대사물이다. 비장 등에서 간접 빌리루빈이 되어 간에서 담즙이 된다. 장내에서 분해되어 유로빌리노겐이 되고, 대부분은 변에 섞여나온다. 일부는 흡수되고, 일부는 담즙으로 일부는 소변으로 나온다.

키워드

유로빌리노겐
빌리루빈이 장내세균에 의해 분해된 것. 변의 색을 이루는 원형.

메모

빌리루빈과 황달
황색을 띤다. 담즙이 십이지장으로 들어가지 않으면 빌리루빈이 혈중에서 역류하여 온몸의 피부나 눈의 흰자위가 황색이 된다. 이것이 황달이다(p.148).

담즙은 간소엽에서 생성

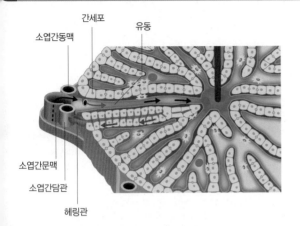

간소엽에 있는 간세포에서 만들어진 담즙은 세포들 사이의 틈에서 생긴 모세담관을 간소엽 바깥쪽으로 향해 흐르게 하고, 간소엽 모서리의 헤링관을 거쳐 소엽간담관으로 들어간다. 소엽간담관은 서서히 합류해서 좌간관과 우간관이 되고, 합류해서 총간관이 되어 담낭으로 이어진다.

담즙 성분의 흐름

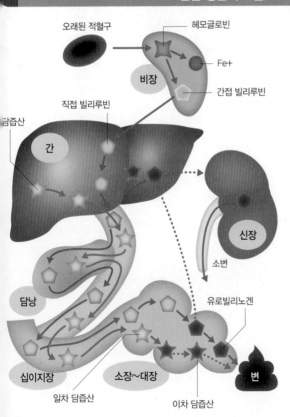

담즙산은 간에서 만들어져 담즙이 되고, 소장으로 나온 후 그대로(일차 담즙산), 또는 장내세균의 작용으로 이차 담즙산이 된 것이 회수되어 다시 담즙이 된다. 변으로 나오는 것은 소량이다. 빌리루빈은 오래된 적혈구를 파괴해서 배출한 헤모글로빈이 원료이고, 간에서 간접 빌리루빈이 직접 빌리루빈이 되어 담즙이 된다. 장내세균의 작용으로 유로빌리노겐이 되고, 일부는 변으로, 일부는 회수되어 담즙이 되거나 소변으로 나온다.

간의 기능④ 면역

POINT
- 혈관의 집합체인 간은 혈액의 감시에 적합한 장기이다.
- 쿠퍼세포라는 마크로파지의 한 종류가 유동(類洞)에 있다.
- 세균 등의 침입자를 발견하면 무조건 포착해서 잡아먹어 없앤다.

침입자를 발견하면 무조건 잡아먹는다

간에는 소화관을 통해 공급받은 혈액이 모이기 때문에 혈액에 침입자가 들어오는 것을 감시하는 데 적합하다. 게다가 침입자로 인해 오염된 혈액이 간을 그냥 지나쳐서 심장으로 되돌아가면 침입자가 온몸을 순환하게 된다. 그래서 간에는 혈액 속의 침입자를 제거하는 **면역 기능**이 갖추어져 있는 것이다.

간의 면역기능은 침입자를 발견하면 무조건 먹어서 없애는 원시적인 방법이다. 이러한 구조는 사람이 태어날 때부터 가지고 있는 것으로 **자연면역**이라고 한다.

쿠퍼세포가 순찰한다

간 면역기능의 중심을 담당하는 것은 **쿠퍼세포**이다. 쿠퍼세포는 간소엽의 유동을 순찰하고, 흘러들어온 혈액을 감시한다. 쿠퍼세포는 **마크로파지**라 불리는 면역세포의 한 종류이다. 마크로파지는 혈관 속에서는 둥근 모양을 하고 있어서 단구라 불리지만, 조직에서 나오면 아메바처럼 움직이는 마크로파지로 변신해서 침입자를 발견하면 팔과 같은 돌기를 뻗어 포착해서 잡아먹는다. 이와 같이 침입자를 골라내지 않고 잡아먹는 것을 **탐식**이라고 한다. 또한 쿠퍼세포는 오래된 적혈구도 처리한다.

유동에는 pit세포라 불리는 **자연살해세포**(NK세포)의 한 종류도 있다. pit세포의 전략은 쿠퍼세포와는 다르다. pit세포의 목표는 침입자에게 침입당한 세포나 암세포처럼 이상이 생긴 자신의 세포로, 그것을 발견하면 특별한 물질을 방출해서 파괴한다.

쿠퍼세포의 기능

간소엽의 유동에는 쿠퍼세포가 있어서 침입자의 침입을 감시한다. 쿠퍼세포는 마크로파지의 한 종류로 침입자를 발견하면 팔을 뻗어서 침입자를 잡아먹어 없앤다. 이 기능을 탐식이라고 한다.

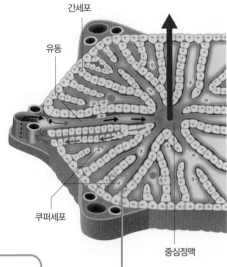

간세포

유동

쿠퍼세포

중심정맥

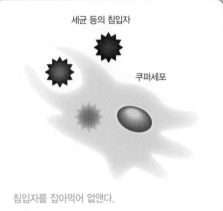

세균 등의 침입자

쿠퍼세포

침입자를 잡아먹어 없앤다.

Athletics Column

몸을 단련하는 운동선수는 면역력도 강할까?

과도한 운동습관은 면역기능을 유지하고 높이지만, 한편으로 심한 운동을 하면 면역기능이 일시적으로 저하되기도 한다. 굉장히 힘이 센 운동선수는 감기조차 걸리지 않을 것 같지만, 합숙을 하며 강도 높은 트레이닝을 한 후에 독한 감기에 걸려서 컨디션이 무너지는 일도 드물지 않다. 심한 트레이닝 후에는 무리하지 말고 감염 예방에 유의해야 한다.

담낭 · 담도의 구조

- 담낭은 간 아랫면에 붙어 있는 10㎝ 정도의 주머니 모양의 장기이다.
- 간에서 나온 총간관과 담낭관이 합류해서 총담관이 된다.
- 담낭의 역할은 담즙을 농축하는 것이다.

간 아랫면에 붙어 있는 주머니 모양의 장기

담낭은 바람 빠진 풍선 모양의 주머니처럼 생긴 장기로 간 아래에 붙어 있다. 길이 약 10㎝, 폭 3~4㎝로 30~50㎖ 정도가 들어간다. 주머니 바닥의 저부, 가운데 부분의 체부, 갑자기 쪼그라드는 유문부, 그 끝에 관으로 연결되는 경부로 나눠진다.

경부 끝에서 갑자기 꺾어지고 구불구불 휘어서 늘어나는 관이 **담낭관**이다. 안의 점막에는 나선주름이 붙어 있고, 가늘고 좁은 고둥과 같은 모양이다. 담낭관은 간에서 나온 왼쪽과 오른쪽 간관이 합류한 **총간관**과 합류한다.

담낭관과 총간관이 합류한 곳에서부터 **총담관**이라는 이름으로 바뀐다. 총담관은 췌장으로 들어가서 췌장의 주췌관과 합류하여(p.100) **대십이지장유두**(Vater의 유두)로 개구한다. 여기에는 오디괄약근이 붙어 있어서 담즙과 췌액이 십이지장으로 들어가는 것을 조절한다.

담즙을 축적해서 농축한다

담낭이 하는 일은 담즙(p.92)을 **농축**하는 것이다. 담즙은 간의 간소엽에서 계속 만들어지고, 모세담관, 헤링관, 소엽간담관을 거쳐 좌간관과 우간관에 모여 총간관으로 흘러들어간다. 그러나 담즙은 십이지장으로 유미죽이 흘러들어갔을 때만 필요하기 때문에 그때까지는 담낭에서 대기하면서 농축시켜 두는 것이다.

간에서 막 분비된 담즙은 pH8의 약알칼리성이지만, 담낭에서 물과 전해질이 흡수되어 5~10배로 농축되면 pH6.5의 약산성이 된다.

시험에 나오는 어구

담낭
간 아래에 붙어 있는 길이 10㎝ 정도의 주머니 모양의 장기. 담즙을 농축한다.

총담관
간에서 나온 총담관과 담낭관의 합류지점에서 십이지장까지의 관을 총담관이라고 한다. 또한 모세담관, 소엽간담관 등, 담즙을 모아서 간 속으로 뻗어가는 관을 간내담관이라고 한다.

간관
간에서 만들어진 담즙을 모아서 간에서 나오는 것이 좌간관과 우간관, 그 2개가 합류해서 총간관이 된다. 이러한 부분에는 담관이 아닌 간관이라는 명칭이 붙는다.

담낭의 위치

담낭은 간의 아랫면에 붙어 있다. 담낭에서 이어지는 총담관은 췌장의 주췌관과 합류해서 십이지장으로 개구한다.

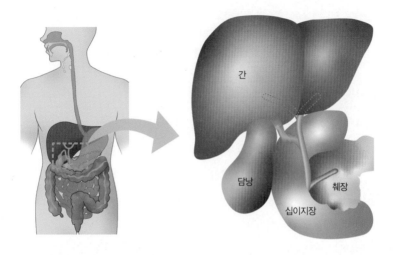

간

담낭

십이지장

췌장

담낭과 담도의 구조

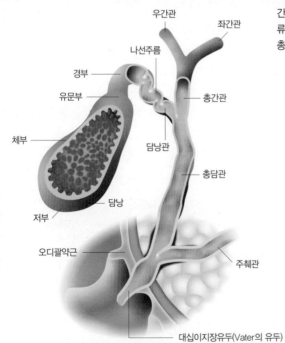

우간관

좌간관

나선주름

경부

유문부

총간관

체부

담낭관

담낭

총담관

저부

오디괄약근

주췌관

대십이지장유두(Vater의 유두)

간에서는 좌간관과 우간관이 나오고 합류해서 총간관이 된다. 담낭의 담낭관은 총간관과 합류해서 총담관이 된다.

담즙의 기능과 성분의 순환

- 담즙은 지질의 소화·흡수를 돕는다.
- 지질이 장으로 들어가면 담즙이 분비된다.
- 주성분인 담즙산은 지질을 유화하고 미셀을 형성한다.

지질의 소화를 도와준 후 회수된다

지질의 소화를 도와주는 담즙은 지질을 먹었을 때 분비되는 구조이다. 유미죽에 포함된 지질이 십이지장의 점막에 붙으면 점막에 있는 특별한 세포에서 소화관호르몬인 **콜레시스토키닌**(p.48·58)이 분비된다. 그리고 콜레시스토키닌은 담낭을 수축시키고 오디괄약근을 느슨하게 해서 담즙을 십이지장으로 분비한다.

담즙의 주성분인 **담즙산**은 소장에서 일을 마치면 대부분이 회장의 말단에서, 일부는 대장에서 장내세균에 의해 분해된 후 대장으로 회수된다. 그리고 **문맥**(p.14·60)을 통해서 간으로 돌아가고, 담즙 성분으로 다시 이용된다. 아주 일부가 변에 섞여 버려지기 때문에 간은 버린 양만큼 만들어서 보충한다. 이와 같이 담즙산이 분비와 회수를 반복하는 것을 **장간순환**이라고 한다.

음식물의 지질을 유화시킨다

지질의 소화효소인 **리파아제**(혀, 위, 췌장 리파아제, p.57)는 지질과 물의 경계선에서 작용한다. 그때 담즙은 지질을 라면 국물 위에 떠 있는 기름방울과 같은 상태의 작은 알갱이로 만든다. 즉 담즙에 포함된 담즙산과 **인지질**은 **계면활성제**의 기능을 이용해서 지질을 유화시키고, 작은 알갱이로 만드는 것이다. 또한 분자에서 물과 친한 성분은 밖으로, 기름과 친한 부분은 안으로 향해 장벽을 만들고 안에 지질을 넣은 **미셀**(분자의 집합체)을 형성한다. 미셀은 소장 흡수상피세포의 표면으로 운반되고 그곳에서 해체되어 안에 있던 지질이 소화·흡수된다.

시험에 나오는 어구

담즙산
담즙의 주성분으로 콜레스테롤로 만들어진다. 담즙 속에서는 글리신과 같은 물질과 결합해서 담즙산염의 형태로 존재한다. 분자에는 물에 친숙한 부분과 기름에 친숙한 부분이 있다. 그리고 계면활성제의 기능이 있다.

장간순환
담즙산이 십이지장으로 배출되어 회장 말단이나 결장에서 회수되고 간으로 되돌아와 다시 담즙의 성분으로 이용되는 것. 어떤 특정한 종류의 약물에도 이러한 현상이 나타난다.

키워드

인지질
담즙에 포함되어 있다. 세포막을 구성하는 성분도 있다. 분자에는 물과 친숙한 부분과 기름에 친숙한 부분이 있다.

계면활성제
분자에 물과 친숙한 부분과 기름에 친숙한 부분을 가진 물질의 총칭. 기름과 물을 잘 섞이게 하는 기능이 있다. 비누도 계면활성제이다.

장간순환

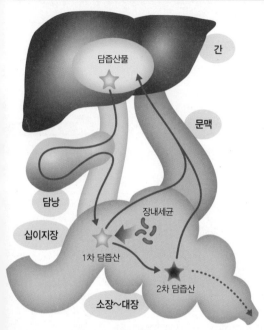

담즙산풀
간
문맥
담낭
십이지장
1차 담즙산
장내세균
2차 담즙산
소장~대장

담즙산은 십이지장으로 배출된 후 장내세균에 의해 분해되어 2차 담즙산이 된다. 그리고 대부분이 대장으로 회수되어 문맥을 통해 간으로 되돌아가고, 다시 담즙으로 이용된다. 기타 일부 약물이 장간순환을 일으켜서 서서히 농도가 높아지기도 한다.

미셀 형성의 메커니즘

담즙산과 인지질은 물에 친숙한 부분(친수성)을 밖으로, 기름에 친숙한 부분(소수성)을 안쪽으로 하여 지질로 둘러싸 작은 알갱이의 미셀을 만든다.

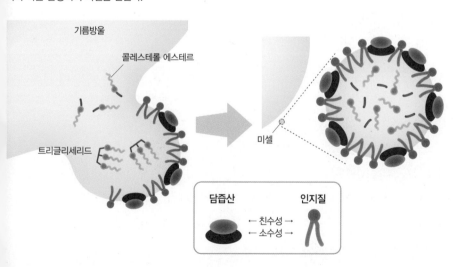

기름방울
콜레스테롤 에스테르
트리글리세리드
미셀

담즙산	인지질
← 친수성 →	
← 소수성 →	

췌장의 구조

간·췌장·
담낭의
구조와 기능

POINT
- ●췌장은 위의 하단 뒤쪽에 있고, 십이지장의 곡선에 끼어 있다.
- ●췌두부, 췌체부, 췌미부로 나눠진다.
- ●췌액을 분비하는 주췌관은 총담관과 합류한다.

가늘고 긴 장기로 후복막에 있다

　췌장은 위의 하단 뒤쪽에 있고, 십이지장의 곡선에 끼어 있듯이 위치해 있다. 길이 약 15㎝, 폭 3~5㎝, 두께 약 2㎝의 가늘고 긴 장기로, 십이지장에 접해 있는 곳을 **췌두부**, 중심 부분을 **췌체부**, 몸 왼쪽에 솟아 있는 부분을 **췌미부**라고 한다. 췌장은 복막 뒤에 있는 후복막기관(p.20)으로 위치는 고정되어 있다.

　체두부에는 **구상돌기**라는 튀어나온 부분이 있고, 그 아래 가장자리에 깊이 들어간 곳을 **췌절흔**이라고 한다. 여기에는 소장 등으로 혈액을 보내는 상장간막동맥과 소장 등에서 혈액을 모아서 문맥으로 향하는 상장간막정맥이 통하고 있고 마치 갈고리처럼 생긴 구상돌기가 이것을 꼭 안고 있는 것처럼 보인다.

주췌관과 부췌관이 췌액을 십이지장으로 분비한다

　췌장의 중심에는 췌모부에서 췌두부로 향하는 **주췌관**이 통하고 있고 그 상하에 췌액을 분비하는 나뭇가지와 같은 도관이 그물처럼 연결되어 있다. 주췌관은 대십이지장유두(Vater의 유두)로, 그리고 주췌관에서 갈라진 부췌관이 소십이지장유두로 개구한다.

　대부분의 경우 주췌관은 총담관과 합류해서 하나의 짧은 관이 된 후에 십이지장으로 연결된다. 이 짧은 관은 조금 두꺼워진 상태라서 **담췌관팽대부**라 불리고, 담즙과 췌액의 분비를 조절하는 오디괄약근은 여기에 붙어 있다. 그러나 주췌관과 총담관의 합류 방법에는 개인차가 있고, 2개가 따로따로 십이지장으로 개구하는 사람도 있다.

 시험에 나오는 어구

췌두부, 췌체부, 췌미부
췌장의 십이지장에 붙어 있는 부분을 췌두부, 중앙 부분을 췌체부, 왼쪽의 솟은 부분을 췌미부라고 한다.

주췌관, 부췌관
췌장의 중심에 뻗어 있는 췌액을 분비하는 관. 췌체부에서 부췌관이 분지하고 아래쪽으로 뻗으면서 대십이지장유두로 개구한다. 대부분은 총담관과 합류한다.

🔒 **키워드**

구상돌기, 췌절흔
구상돌기는 췌체부의 하부에 있는 튀어나온 부분. 이로 인해 생긴 깊이 팬인 부분이 췌절흔이다.

췌장과 주변의 장기

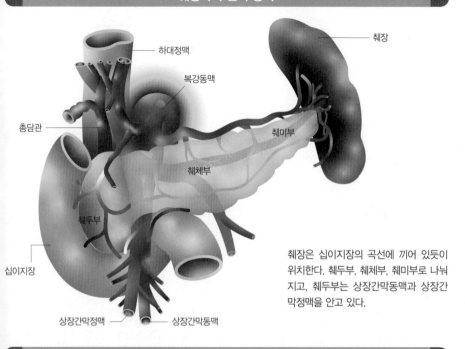

하대정맥

복강동맥

췌장

총담관

췌미부

췌체부

췌두부

십이지장

상장간막정맥

상장간막동맥

췌장은 십이지장의 곡선에 끼어 있듯이 위치한다. 췌두부, 췌체부, 췌미부로 나눠지고, 췌두부는 상장간막동맥과 상장간막정맥을 안고 있다.

췌장의 내부구조

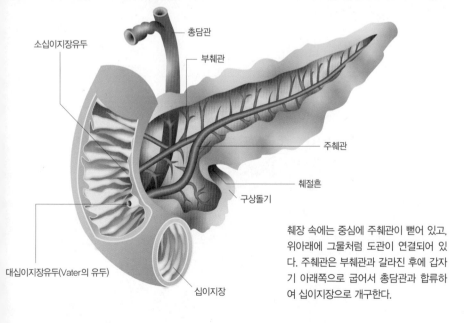

소십이지장유두

총담관

부췌관

주췌관

췌절흔

구상돌기

대십이지장유두(Vater의 유두)

십이지장

췌장 속에는 중심에 주췌관이 뻗어 있고, 위아래에 그물처럼 도관이 연결되어 있다. 주췌관은 부췌관과 갈라진 후에 갑자기 아래쪽으로 굽어서 총담관과 합류하여 십이지장으로 개구한다.

췌장의 조직과 세포

● 췌장의 대부분은 샘꽈리로 랑게르한스섬이 분포되어 있다.
● 샘꽈리세포가 나란한 샘꽈리는 췌액을 분비하는 외분비관이다.
● 랑게르한스섬은 호르몬을 분비하는 내분비관이다.

췌장의 85%를 차지하는 샘꽈리세포

췌장은 1~10㎜ 정도의 소엽이 집합한 것이다. 1개의 소엽에는 많은 샘꽈리와 그 안에 섬과 같이 떠있는 랑게르한스섬이 있다.

샘꽈리는 췌액을 분비하는 조직으로 췌장 전체의 85%를 차지한다. 샘꽈리는 소화효소를 만드는 샘꽈리세포가 둥글게 배열된 조직으로 그 중심에 생긴 공간은 옆에 있는 샘꽈리 공간과 가느다란 관으로 연결되어 있다. 이 관을 **소엽내도관**이라고 한다. 게다가 소엽들도 **소엽간도관**으로 연결되어 있는데 소엽간도관은 합류하면서 두꺼워지고, 마지막에는 **주췌관**(p.100)으로 들어간다. **췌액**(p.104)은 샘꽈리세포가 분비하는 소화효소와 도관 벽에 나란한 도관세포가 분비하는 뮤신, 그리고 중탄산이온(HCO_3-)이 섞인 것이다.

이와 같이 분비된 것이 관에 의해 특정한 장소로 흘러들어가는 구조를 **외분비**라고 한다.

랑게르한스섬은 내분비기관이다

랑게르한스섬은 **호르몬**(p.106)을 분비하는 조직으로 췌도라고도 불린다. 용적은 췌장 전체의 1~2%, 수는 20만~200만 개로 췌체부에서 췌미부에 다소 많이 분포되어 있다. 랑게르한스섬은 α세포, β세포, δ세포의 집합체로, 그 주변을 모세혈관이 둘러싸고 있다. 샘꽈리와 같은 도관은 없고, 세포가 분비하는 호르몬은 직접 혈관으로 들어간다. 이와 같이 세포가 분비한 것이 혈액으로 운반되는 구조를 **내분비**라고 한다.

소엽의 구조

췌장은 1~10mm 정도의 소엽으로 꽉 채워져 있다. 소엽에는 샘꽈리와 랑게르한스섬이 있다. 샘꽈리는 샘꽈리세포와 도관에서 구성되어 췌액을 분비한다. 랑게르한스섬은 호르몬을 분비하는 세포의 집합체로 주변을 모세혈관이 둘러싼다.

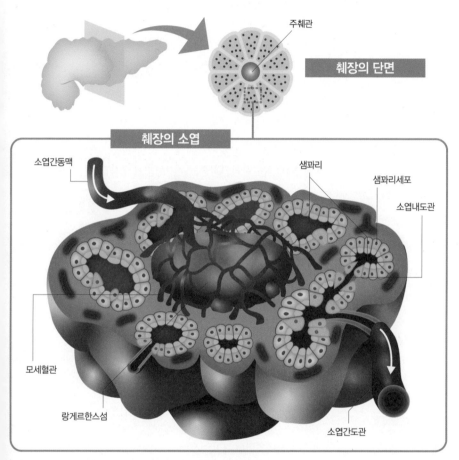

주췌관

췌장의 단면

췌장의 소엽

소엽간동맥

샘꽈리

샘꽈리세포

소엽내도관

모세혈관

랑게르한스섬

소엽간도관

랑게르한스섬은 피부에도 있다

랑게르한스섬이란 이름은 발견자인 독일 의사 랑게르한스의 이름을 따서 붙인 명칭이다. 랑게르한스는 피부 속에 있는 특수한 세포도 발견했는데, 여기에도 랑게르한스세포라는 이름이 붙어 있다. 이 피부에 있는 랑게르한스세포는 면역기능을 담당하는 세포로, 췌장의 랑게르한스섬의 세포와는 전혀 다른 세포이다.

췌장이 만드는 소화액

- 췌액 성분은 샘꽈리의 소화효소와 도관세포의 뮤신 등으로 이루어진다.
- 3대 영양소의 소화효소를 전부 포함한다.
- 단백질 소화효소는 십이지장으로 배출된 후에 활성화된다.

샘꽈리에서 생성되어 십이지장으로 분비된다

췌장은 소화액의 췌액을 만들어서 십이지장으로 분비하는 외분비기 관이다. 췌액은 샘꽈리(p.102)에서 생성되어 도관을 통해 모이고, 주췌 관과 부췌관에 의해 십이지장으로 분비된다. 췌액은 샘꽈리세포가 분 비하는 소화효소와 도관세포가 분비하는 끈적끈적한 뮤신, 그리고 중 탄산이온(HCO_3^-)으로 구성되어 하루에 1.5ℓ 정도 분비된다. 중탄산이 온을 많이 포함하고 있어서 pH는 7.5~8 정도의 알칼리성이고, 위에서 흘러들어온 산성의 유미죽을 중화시킨다.

췌액의 분비는 소화관호르몬인 **세크레틴**과 **콜레시스토키닌**(p.48)에 의해서 촉진된다.

3대 영양소의 소화효소를 전부 포함한다

췌액은 3대 영양소인 당질, 단백질, 지질의 소화효소 전부가 포함된 강력한 소화액으로 소화·흡수 기능의 중심 역할을 한다.

당질의 소화효소에 **아밀라아제**가 포함된다. 아밀라아제는 전분 등의 다당류와 이당류 또는 **소당류**까지 분해한다(p.114).

단백질의 소화효소는 **트립신, 키모트립신, 엘라스테이스, 카르복시 펩티다아제 A · B**의 5종류를 포함한다(p.118). 전부 활성화하기 전 상태 에서 분비되어 십이지장으로 배출된 후에 활성화된다.

지질의 소화효소는 **췌장 리파아제**가 중요하다. 리파아제는 트리글리 세리드(중성지방)를 모노글리세리드와 지방산 등으로 분해한다(p.122).

시험에 나오는 어구

췌액
췌장의 샘꽈리로 만들어 져서 주췌관·부췌관에 의해 십이지장으로 분비 되는 소화액. 3대 영양소 의 소화효소를 전부 포함 한다.

키워드

중탄산이온
HCO_3^-. 물에 이산화탄 소가 용해되면 수소이온 (H^+)과 중탄산이온이 생 긴다. 중탄산이온은 몸의 pH를 알칼리성으로 기울 게 한다.

소당류
글루코스 등의 단당류 가 2~10개 정도 결합한 것. 다양한 종류가 있다.

췌액 분비의 구조

위에서 십이지장으로 유미죽을 흘려보내면 콜레시스토키닌과 세크레틴과 같은 소화관호르몬이 분비되고 그 소화관호르몬에 의해서 췌액의 분비가 촉진된다.

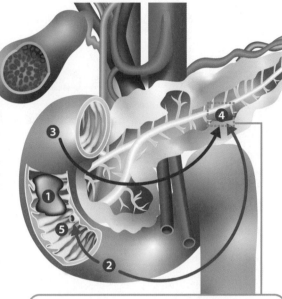

❶ 유미죽이 십이지장에 접촉한다.
❷ I세포에서 콜레시스토키닌이 분비된다.
❸ S세포에서 세크레틴이 분비된다.
❹ 콜레시스토키닌이 샘꽈리세포를 자극해서 소화효소의 분비를, 세크레틴이 도관세포를 자극해서 전해질과 물의 분비를 촉진한다.
❺ 콜레시스토키닌이 오디괄약근을 느슨하게 한다.

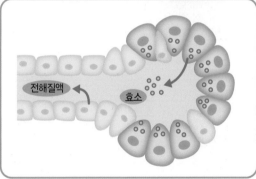

전해질액

효소

COLUMN ## 3대 영양소를 전부 소화할 수 있는 소화효소는 없다

　췌액이 최강의 소화액이라 불리는 이유는 3대 영양소 전부를 소화할 수 있기 때문이다. 하지만 오해하면 안 되는 것이 3대 영양소 전부를 소화할 수 있는 만능 효소는 없다는 사실이다. 1개의 소화효소는 1개의 화학반응만 일으킨다. 췌액에는 당질의 소화효소, 단백질의 소화효소, 지질의 소화효소가 각각 포함되어 있는 것이다.

췌장이 만드는 호르몬

- 췌장의 랑게르한스섬은 내분비기관이지 소화기관은 아니다.
- α세포에서는 혈당을 높이는 글루카곤이 분비된다.
- β세포에서는 혈당을 낮추는 인슐린이 분비된다.

랑게르한스섬도 소화기능과 관계가 있다

췌장의 조직 속에 분포하는 **랑게르한스섬**은 호르몬을 분비하는 내분비기관이다. 여기에서 분비되는 주요 호르몬은 **혈당**(혈액 속의 글루코오스)을 조절하는 것으로 소화나 흡수기능에 직접 작용하지는 않는다. 그래서 췌장의 랑게르한스섬의 기능은 소화기가 아닌 내분비기관으로 다뤄진다. 그렇다고 해도 혈당은 음식물이 소화·흡수되면 상승하는 등 식욕과도 관계가 있다. 그 밖에도 랑게르한스섬은 소화관의 운동과 소화액의 분비를 조절하는 호르몬도 분비하기 때문에 소화기관의 기능과 관계가 없지는 않다.

혈당을 높이거나 떨어뜨리거나 한다

랑게르한스섬이 분비하는 대표적인 호르몬에는 **글루카곤**과 **인슐린**이 있다.

글루카곤은 랑게르한스섬의 α세포에서 분비되는 호르몬으로 간에 작용해서 저장되어 있는 글리코겐을 분해하고 글루코오스를 방출시켜서 **혈당**을 높인다.

인슐린은 랑게르한스섬의 β세포에서 분비되는 호르몬으로, 온몸의 세포에 '혈액 속을 흐르는 글리코겐을 흡수해서 이용해 줘'라고 부탁하기 때문에 혈당이 내려간다. 인체에서 혈당을 떨어뜨리는 호르몬은 인슐린뿐이다. 인슐린의 분비량이나 작용이 저하되면 혈당의 높은 상태가 지속된다. 그것이 원인이 되어 혈관이나 신경이 손상을 입는 병이 **당뇨병**이다.

글루카곤
췌장의 랑게르한스섬의 α세포에서 분비되는 호르몬. 간에 작용해서 저장되어 있는 글리코겐에서 글루코오스를 방출하게 하여 혈당을 높인다.

인슐린
췌장의 랑게르한스섬의 β세포에서 분비되는 호르몬. 온몸의 세포에 혈액 속 글루코오스를 흡수해서 이용하도록 지시한다. 이 분비나 작용이 저하되면 당뇨병이 된다.

당뇨병
인슐린의 분비가 감소하거나 정지해서 혈당이 높은 상태가 지속되는 병. 고혈당으로 인해 온몸의 혈관과 신경이 손상을 입는다. 망막, 신경, 신장 등에 합병증을 일으킨다.

글루코오스
포도당을 말한다. 인체가 가장 이용하기 쉬운 에너지원. 특히 뇌는 글루코오스밖에 사용하지 못한다. 살아가기 위해서는 항상 일정량 이상으로 유지할 필요가 있지만, 너무 높아도 문제가 생긴다.

혈당 조절의 메커니즘

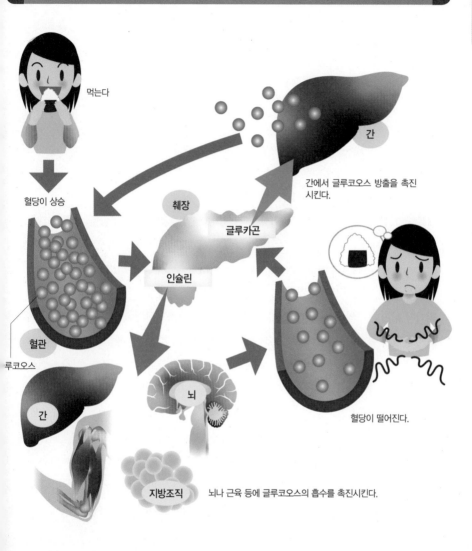

먹는다

혈당이 상승

췌장

글루카곤

인슐린

간

간에서 글루코오스 방출을 촉진시킨다.

혈관

글루코오스

간

뇌

혈당이 떨어진다.

지방조직 뇌나 근육 등에 글루코오스의 흡수를 촉진시킨다.

식사를 해서 혈당이 높아지면 췌장에서 인슐린이 분비되어 혈당을 떨어뜨린다. 혈당이 떨어지면 췌장에서 글루카곤이 분비되어 혈당이 올라간다.

내복약은 소화기의 기능과 관계가 있다

약에는 입으로 섭취하는 내복약, 피부에 바르거나 붙이는 데 사용하는 외용약, 피부나 근육, 혈관에 바늘을 찔러서 주입하는 주사약 등이 있다. 그중에 내복약에 대한 효능이나 용법, 주의점 등은 당연히 소화기의 기능과 밀접한 관계가 있다.

내복약의 경우에는 맛의 문제를 피할 수가 없다. 맛있으면 어린아이들이 섭취할 가능성이 있어서 바람직하지 않다. 그러나 너무 맛이 없어도 어른도 꺼려하며 먹지 않게 된다. 그래서 극단적으로 맛없는 약은 캡슐에 넣거나, 어린이용은 시럽으로 만드는 방법 등이 고안되었다. 또한 맛없는 약을 감싸서 말캉말캉하게 만든 복약젤리도 시판된다.

의식이 없거나 구역이 심할 때, 삼킴 장애가 있는 사람, 소화관에 문제가 있는 경우에는 내복약을 사용하지 못한다. 이런 경우에는 주사약이나 좌약과 같은 다른 방법으로 약을 투여한다.

정제나 캡슐은 위나 소장, 대장 등 목적한 장소까지 도달한 후 그곳에서 풀어지게 만들어졌다. 따라서 의사나 약사의 지시 없이 캡슐을 열어서 내용물을 먹거나, 정제를 가루로 만들거나, 씹어서 먹어서는 안 된다. 잘못 먹으면 효과가 없거나 부작용이 나타나 증상에 문제가 생길 수도 있어서 위험하다.

식전, 식후, 몇 시간마다 등의 약을 먹는 타이밍도 지시를 잘 따라야 한다. 식전 약은 식사 1시간 전부터 30분 전 사이에, 식후 약은 식사 후 30분 이내에 먹는다. 식간에 먹으라고 지시하는 경우도 있는데, 이것은 '식사를 하고 있는 중'이 아니라 '식사와 다음 식사 사이'를 말한다. 앞의 식사 2시간 후 정도에 먹는 것이 좋다.

약의 성분은 결국 간에서 분해되거나 신장에서 소변으로 배출된다. 약에 따라서는 간과 신장에 부담을 주고 있는지 정기적으로 조사하는 경우가 있다. 또한 간과 신장 기능이 극단적으로 저하되면 약의 대사와 배설이 원활하게 이루어지지 않기 때문에 내복약이 처방되지 않기도 한다.

4장

영양소의 소화와 흡수

3대 영양소와 5대 영양소

POINT

- 당질, 단백질, 지질을 3대 영양소라고 한다.
- 3대 영양소는 어느 정도의 양을 섭취할 필요가 있다.
- 3대 영양소에 비타민과 미네랄을 더해서 5대 영양소라고 한다.

당질, 단백질, 지질은 3대 영양소

당질(p.112), 단백질(p.116), 지질(p.120)을 3대 영양소라고 한다. 이 것은 사람이 살아가기 위한 필수 영양소로 어느 정도의 양을 음식물로 섭취할 필요가 있다. 식품에 포함된 물질은 분자가 커서 그 상태로는 흡수하지 못하기 때문에 입에서 소장까지 이동하는 사이에 몇 단계로 나눠서 소화시킨다.

당질은 밥이나 빵, 면류, 설탕 등에 포함되어 있고 활동하기 위한 기본 에너지원이 된다. 단백질은 근육이나 피부와 같은 몸의 구조를 만드는 재료가 될 뿐만이 아니라 면역(항체)이나 대사(효소)에 관련되는 물질로도 중요한 역할을 한다. 지질은 활동 에너지원의 저장고로써 중요한 역할을 하고 세포막의 재료가 되기도 한다.

비타민과 미네랄을 더해서 5대 영양소

3대 영양소에 비타민(p.124)과 미네랄(p.126)을 더해서 5대 영양소라 고 한다. 게다가 식이섬유(p.128)까지 넣어서 6대 영양소라고 하는 경 우가 있다. 모든 물질이 대사를 도와주고, 몸의 여러 가지 기능을 조 절해 준다.

이러한 물질은 체내에서는 거의 합성되지 않기 때문에 반드시 음식물 을 통해 섭취해야 한다. 3대 영양소만큼의 양은 필요하지 않고, 균형 잡 힌 식사를 한다면 극단적으로 부족해질 일은 없다. 하지만 편식이 심하거 나 섭취하는 식품이 편중되어 있고, 불규칙한 식사 등과 같이 식생활에 문제가 있는 사람은 결핍되지 않도록 관심을 가져야 한다.

시험에 나오는 어구

3대 영양소
당질, 단백질, 지질을 말 한다. 활동 에너지원이 되 고 몸을 만드는 재료가 되는 물질로, 어느 정도의 양을 섭취할 필요가 있다.

5대 영양소
3대 영양소에 비타민과 미네랄을 더한 것. 비타 민, 미네랄은 필요한 양이 소량이라서 3대 영양소만 큼의 양을 섭취할 필요는 없다. 대사를 돕고, 몸의 기능을 조절하는 기능이 있다.

각 영양소의 기능과 주요 식품

당질, 단백질, 지질을 3대 영양소라고 한다. 여기에 비타민과 미네랄을 더해서 5대 영양소라고 한다. 식이섬유를 추가해서 6대 영양소라고도 한다.

			영양소	주요 기능	주요 식품
6 대 영 양 소	5 대 영 양 소	3 대 영 양 소	당질	활동 에너지원	밥, 빵, 면류, 설탕, 감자 등
			지질		식용유, 버터, 라드유, 마요네즈, 고기 비계 등
			단백질	몸을 만든다	고기, 생선, 달걀, 대두·대두제품, 우유, 유제품 등
			비타민	몸 상태를 조절한다	채소, 해조류, 과일 등. 고기나 생선 등에도 함유
			미네랄		
			식이섬유	소화되지 않고 변을 만든다	채소, 해조류, 버섯, 곤약 등

COLUMN **당질 제한은 전문가의 도움을 받는다**

당질을 제한하는 다이어트법이나 건강법이 있다. 찬반양론이 있지만, 일반적으로 당질을 전혀 먹지 않는 극단적인 방법은 추천하지 않는다. 당질은 가장 쉽고 빠르게 활동 에너지원으로 바꿀 수 있는 물질이므로 어느 정도는 섭취하는 것이 좋다. 당질 제한은 정확한 지식을 가진 전문가의 도움을 받도록 하자.

영양소의 소화와 흡수

당질의 종류와 특징, 기능

POINT
- 당질은 소화되면 마지막에 단당류가 된다.
- 당질은 1g당 4kcal의 에너지를 가진다.
- 결합하는 단당류의 수에 따라 이당류, 다당류 등으로 불린다.

당질은 인체의 에너지원이 된다

당질은 소화되면 마지막에 글루코오스(포도당) 등의 단당류로 가수분해되는 물질이다. 당질을 많이 포함한 식품에는 설탕, 녹말, 밥, 빵, 면류 등이 있다. 당질과 탄수화물이 혼동되는 경우가 있는데, 둘은 서로다른 것이다. 탄수화물이란 탄소와 물이 거의 1:1 비율로 함유된 유기화합물을 말하고, 사람이 소화할 수 있는 당질과 소화하지 못하는 식이섬유(p.128)를 합친 것이다.

당질은 인체에서 가장 이용하기 쉬운 에너지원이다. 1g당 4kcal의 에너지가 있는데 연소해서 에너지를 생성하면 이산화탄소와 물이 되고 불필요한 찌꺼기가 생기지 않는 특징이 있다.

결합하는 단당류의 수로 이름이 정해진다

당질을 구성하는 최소 단위인 단당류에는 글루코오스(포도당)나 프룩토오스(과당), 갈락토오스 등이 있다. 특히 중요한 것은 글루코오스이다. 이유는 우리 뇌가 거의 글루코오스밖에 이용하지 않기 때문인데, 항상 혈액 속에 존재할 필요가 있다(p.88·106).

단당류가 2개 결합한 것을 **이당류**라고 한다. 대표적인 것이 스쿠로스(설탕)이고 그 밖에 말토오스(맥아당)와 락토스(유당)가 있다.

또한 단당류가 많이 결합한 것을 **다당류**라고 한다. 사람이 이용할 수있는 다당류는 전분과 글리코겐이다. 또한 단당류가 2~20개 정도 결합한 것을 그 수에 따라 올리고당 또는 소당류라고 한다(키워드 참고).

시험에 나오는 어구

당질
탄소와 물 분자가 거의 1:로 함유된 유기화합물 중사람이 소화할 수 있는물질. 단당류, 이당류, 디당류 등으로 분류된다.

탄수화물
탄소와 물 분자가 거의 1:로 함유된 유기화합물(당질과 식이섬유).

단당류
당질을 구성하는 최소 단위. 글루코오스(포도당)프룩토오스(과당), 갈락토오스 등이 있다.

이당류
단당류가 2개 결합한 것스쿠로스(설탕), 말토오스(맥아당), 락토스(유당) 등이 있다.

다당류
단당류가 많이 연결된 것전분과 글리코겐이 있다.

키워드

올리고당, 소당류
결합한 단당류가 적은 것을 올리고당 또는 소당류라고 하는데, 수는 정확게 정해져 있지 않다. 일반적으로 3개~20개 정도까지를 올리고당, 2개~10개 정도를 소당류로표기한다.

당질은 탄수화물의 종류

탄수화물

당질
- 빵이나 밥 등에 포함된 전분, 설탕 등
- 사람이 소화할 수 있다.
- 1g당 4kcal

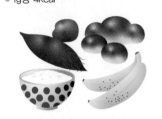

식이섬유
- 곤약의 글루코만난, 과일의 팩틴 등
- 사람이 소화할 수 없는 다당류

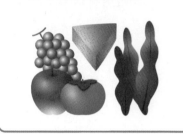

탄소와 물 분자가 거의 1:1로 포함된 유기화합물을 탄수화물이라고 한다. 그중에서 사람이 소화할 수 있는 것을 당질, 소화할 수 없는 다당류를 식이섬유라고 한다.

당질의 종류

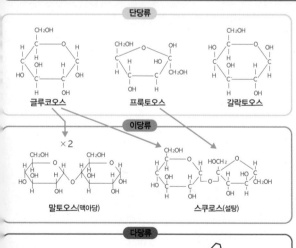

단당류

글루코오스 프룩토오스 갈락토오스

×2

이당류

말토오스(맥아당) 스쿠로스(설탕)

다당류

단당류가 많이 연결된 것. 예: 전분, 글리코겐

당질에는 최소 단위인 단당류와 그 조합으로 생성되는 이당류, 다당류가 있다. 단당류에는 글루코오스, 프룩토오스 등이 있다. 글루코오스가 2개 연결되면 말토오스, 글루코오스와 프룩토오스가 연결되면 스쿠로스(설탕)가 된다. 단당류가 많이 연결된 것을 다당류라고 한다.

영양소의 소화와 흡수

당질의 소화 · 흡수 구조

POINT

- 음식물의 다당류를 타액아밀라아제가 소화하기 시작한다.
- 췌액의 췌아밀라아제가 다당류를 소당류로 분해한다.
- 막소화의 소화효소가 단당류로 만들어 흡수한다.

타액아밀라이제가 다당류의 소화를 개시

밥과 빵 등의 주식이나 감자, 호박, 과일, 설탕 등에 포함된 여러 가지 분자의 당질은 몇 단계의 소화효소에 의해 단당류로 분해되고, 소장의 **흡수상피세포**(p.54)로 흡수된다.

밥 등에 포함된 전분은 다당류로 먹으면 구강 내에서 타액 속에 있는 **타액아밀라아제**가 소화를 개시한다. 밥을 씹으면 조금씩 단맛을 느끼는 이유는 타액아밀라아제의 작용으로 **미뢰**(p.30)에서 감지할 수 있는 작은 분자의 당질이 생기기 때문이다. 그러나 구강 내에 머무는 시간이 짧아서 여기에서는 소화가 별로 진행되지 않는다.

다음으로 위에서 분비되는 위액에는 당질의 소화효소는 들어 있지 않다. 타액아밀라아제의 작용은 위산 때문에 약해졌지만 한동안은 계속 작용한다.

췌아밀라아제와 막소화의 소화효소가 단당류로 만든다

위에서 걸쭉해진 유미죽이 십이지장으로 들어가면 그곳으로 췌액이 분비된다. 췌액에는 **췌아밀라아제**가 있어서 이것이 다당류를 올리고당 또는 이당류로 분해한다. 한편 식품에 함유된 스쿠로스(설탕)나 락토스(유당)와 같은 이당류는 타액과 췌액의 소화효소로 소화되지 않은 채 소장점막에 도달한다.

소장까지 도착한 올리고당이나 이당류는 흡수상피세포의 표면에 있는 **막소화**(p.54)를 담당하는 말타아제, 이소말토오스와 같은 소화효소의 작용으로 단당류로 분해되어 흡수된다.

📖 **시험에 나오는 어구**

타액아밀라아제
타액에 포함된 당질의 소화효소. 다당류를 올리고당이나 이당류로 만든다. 위액의 산과 섞이면 서서히 효과를 잃어간다.

췌아밀라아제
췌액에 포함된 당질의 소화효소. 다당류를 올리고당이나 이당류로 분해한다.

당질의 소화와 흡수

다당류는 타액·췌아밀라아제에 의해서 이당류나 소당류로 분해되고, 막소화에서 단당류로 분해되어 흡수된다.
이당류의 경우 소장까지는 그 상태로 있고, 막소화에서 단당류로 분해되어 흡수된다.

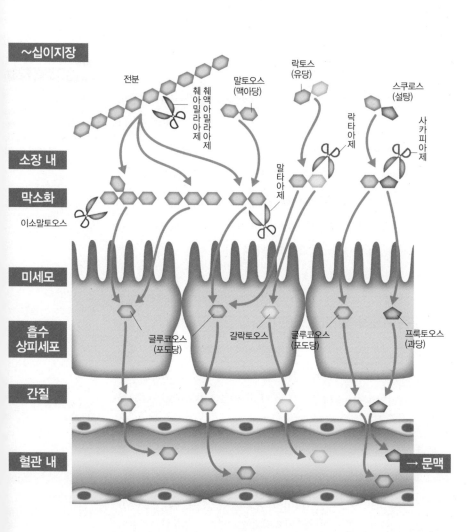

115

단백질의 특징과 기능

POINT

- 단백질은 아미노산이 50개 이상 연결된 것이다.
- 인체에는 몇 만에서 몇 십만 종류나 되는 단백질이 있다.
- 인체에서 사용되는 아미노산은 20종류, 필수아미노산은 9종류이다.

몸에는 수만 종류 이상의 단백질이 있다

단백질은 **아미노산**이 많이 연결된 성분이다. 연결되는 아미노산의 수는 명확하게 정해져 있지 않지만 최저 50개, 보통 100~400개 정도라고 한다. 그중에는 1,000개 이상의 아미노산이 연결된 단백질도 있다.

인체에 있는 단백질의 종류는 몇 만에서 몇 십만 정도라고 한다. 잘 알려져 있는 단백질로 근육이나 뼈, 피부를 만드는 콜라겐, 적혈구의 붉은 색소(헤모글로빈) 성분, 세균이나 바이러스를 격퇴하는 항체가 되는 글로불린 등이 있다. 또한 소화효소나 호르몬, 세포막에 있는 수송체도 단백질로 이루어져 있다.

단백질은 20종류의 아미노산이 조합된 것이다

인체에서 사용되는 아미노산은 20종류이다. 그중에서 9종류는 체내에서 합성하지 못하기 때문에 식사로 섭취할 필요가 있고, 그것을 **필수아미노산**이라고 한다. 체내에 있는 몇 만 종 이상의 단백질은 20종류의 아미노산이 조합해서 만들어진 것이다.

아미노산들의 결합을 **펩티드결합**이라 하고, 2개 이상 결합한 것을 펩티드라고 한다. 결합하는 아미노산의 수에 따라서 2개 결합한 것은 디펩티드, 3개는 **트리펩티드**라고 한다. 또한 몇 개(3~10개 정도)가 연결된 것은 **올리고펩티드**, 많이 연결된 것을 **폴리펩티드**라고 부른다. 즉 단백질은 폴리펩티드인 것이다.

시험에 나오는 어구

아미노산
카르복실기와 아미노기를 가진 유기화합물. 인체에서는 20종류가 사용되고 그중에서 9종류가 체내에서 합성되지 않는 필수 아미노산.

필수아미노산
인체가 이용하는 20종류의 아미노산 중에서 체내에서 합성되지 않는 9종류(어린이는 10종류)를 말한다(p.117).

펩티드결합
아미노산들의 결합을 말한다. 단백질의 소화효소는 이 펩티드결합을 절단한다.

펩티드
아미노산이 결합한 물질을 말한다. 결합한 수에 따라서 2개면 펩티드, 3개면 트리펩티드 등으로 부른다.

키워드

올리고펩티드
올리고란 '적다'는 뜻으로, 그 수는 명확하게 정해져 있지 않다. 자료에 따라서 3~10, 2~20 등 표기가 다르다.

필수아미노산과 비필수아미노산

인체에서는 20종류의 아미노산이 사용된다. 그중에서 9종류(어린이는 10종류)는 체내에서 합성되지 않기 때문에 식사로 섭취할 필요가 있는 필수아미노산이다.

	아미노산
필수아미노산	트립토판, 트레오닌(스레오닌), 류신, 페닐알라닌, 팔린, 리신(라이신), 히스티딘, 메티오닌, 이소류신 ※어린이는 아르기닌도
비필수아미노산	시스테인, 글루타민, 글리신, 프롤린, 티로신, 알라닌, 아스파르트산, 아스파라긴, 글루탐산, 세린 ※성인은 아르기닌도

단백질의 기능

- 근육이나 뼈, 피부 등의 콜라겐, 엘라스틴을 만든다.
- 면역물질(항체=면역글로불린)
- 적혈구의 붉은 색소(헤모글로빈) 성분
- 혈장의 침투압을 조절한다(알부민).
- 소화효소
- 호르몬
- 세포막의 수송체 등

단백질의 소화 · 흡수 구조

POINT
- 고분자이며 입체구조가 복잡한 단백질 소화는 3단계이다.
- 위산과 펩신으로 절단 후 췌액의 소화효소가 작용한다.
- 소장점막의 막소화에서 아미노산이나 디펩티드로 분해해서 흡수한다.

단백질 소화는 3단계

단백질은 고분자이고 입체구조도 복잡하기 때문에 그 상태로는 소장에서 흡수되지 못한다. 그래서 위에서 소장까지 3단계로 나눠서 여러 가지의 소화효소가 펩티드결합을 절단하고, 마지막에 아미노산 단독이나 아미노산 2개가 결합한 디펩티드로 분해한다.

제1단계는 위에서 이루어지는 소화이다. 위액에는 산과 소화효소 펩신(p.42)이 포함되어 있다. 산은 단백질의 입체구조를 해체하고 여기에 펩신이 작용해서 단백질 사슬을 대충 절단한다. 그 결과 단백질은 원래의 것보다 작은 사이즈의 펩톤이 된다.

제2단계는 십이지장에서 이루어지는 소화이다. 십이지장으로 분비되는 췌액(p.104)에는 트립신, 키모트립신, 엘라스타아제, 카르복시펩티다아제와 같은 소화효소가 포함되어 있다. 각각 절단하는 부위가 다르지만 펩톤을 절단해서 폴리펩티드나 올리고펩티드로 만든다.

아미노산이나 디펩티드로 분해되어 흡수된다

제3단계는 공장·회장에서 이루어지는 막소화이다. 공장·회장의 흡수상피세포 표면에는 아미노펩티다아제, 카르복시펩티다아제와 같은 소화효소(p.57)가 있고, 이것이 올리고펩티드를 아미노산 단독이나 아미노산을 2개 결합한 디펩티드로 분해한다. 결국 흡수상피세포에서 흡수되는데, 디펩티드는 흡수상피세포 속에서 절단되어 아미노산으로 가수분해된 후 혈관으로 들어가 문맥에서 간으로 보내진다.

시험에 나오는 어구

단백질
아미노산이 적어도 50개,
일반적으로는 100~400
개 정도 결합한 물질.

키워드

고분자
분자가 큰 것을 말한다.

단백질의 소화와 흡수

단백질은 위액과 췌액에 포함된 소화효소와 막소화인 3단계에서 아미노산 또는 아미노산 2개가 결합된 디펩티드로 분해되고 흡수되어 세포 내 아미노산으로 가수분해된 후 혈관으로 들어간다.

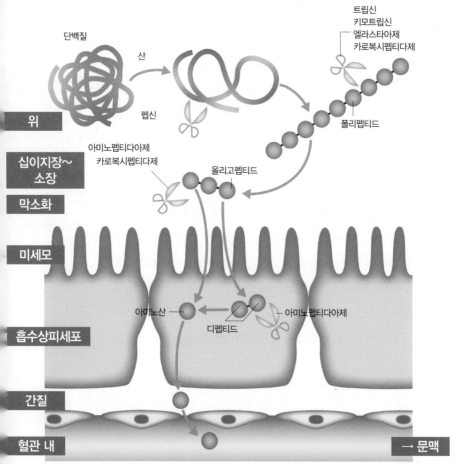

섭취한 콜라겐은 피부의 콜라겐이 될까

단백질 성분인 콜라겐은 먹으면 마지막에 아미노산으로 분해된다. 아미노산은 체내에서 단백질 합성에 이용되지만, 그때 원래 정체가 뭐였는지는 아무 상관이 없다. 아미노산에는 '원래 콜라겐이었습니다'와 같은 표식은 붙어 있지 않다. 콜라겐에서 유래된 아미노산이 콜라겐으로 합성될 가능성이 없지는 않지만, '콜라겐을 먹으면 피부가 탱탱해진다'는 말은 과장된 표현이다.

지질의 특징과 기능

POINT
- 지질이란 물에 녹지 않는 유기화합물로 동식물에서 얻어지는 물질이다.
- 지질은 에너지 저장고이고 세포막이나 호르몬의 재료이다.
- 식사에 함유된 지질의 대부분은 트리글리셀라이드이다.

지질은 귀찮은 존재가 아니다

지질이란 물에 녹지 않고 에테르 등의 용매제에 녹는 유기화합물을 말하는데, 동식물에서 얻어지고 석유 등의 광물유는 포함되지 않는다. 구체적으로는 식용유나 올리브유, 버터, 고기 비계나 닭 껍질 등에 함유되어 있다. 지질은 **비만**이나 **생활습관병**의 원인으로 여겨져 귀찮은 존재로 취급되지만, 세포막이나 호르몬의 재료가 되어 **지용성 비타민**의 흡수를 돕는 등 인체에는 필수불가결한 영양소이다. 1g당 9kcal정도의 당질의 배 이상의 에너지를 가지고 있고, 여분 에너지의 저장고가 된다. 이 저장고의 특징은 본래 생물에게 있어서는 감사하지만, 체지방이 신경 쓰이는 현대인에게는 난감한 존재일 수도 있다. 즉 지질은 평소 식사로 과잉 섭취하지 않으면서 균형 있게 섭취해야 한다.

식사에 함유된 지질 대부분은 트리글리세리드

지질에는 다양한 유형이 있는데, 식사에 함유된 지질 대부분은 **트리글리세리드(중성지방)**이다. 트리글리셀라이드는 3개의 **지방산**과 **글리세린(글리세롤)**이 결합한 물질이다. 또한 **콜레스테롤**도 식사로 섭취하는 지질 중 하나이다.

지질은 물에 녹지 않기 때문에 위장의 소화액이나 점액 또는 혈액 속에서 분리되기만 하고, 소화·흡수는 물론 혈액과 함께 몸이 필요한 곳으로 운반하지 못한다. 그래서 체내 지질은 물에 친숙한 성질과 기름에 친숙한 성질을 둘 다 가진 물질의 도움을 받아야 존재한다(p.122).

 시험에 나오는 어구

지질
물에 녹지 않고 에테르 등의 유기 용매에 녹는다. 이것은 성질에 따른 정의이지 화학구조에 따른 정의는 아니다. 실제로 지질에는 다양한 화학구조를 가진 것이 있다.

트리글리셀라이드
중성지방이라고도 한다. 고기 비계 등이 있다. 3개의 지방산과 글리세린으로 이루어져 있다.

지방산
탄소의 사슬에 카르복실기가 붙어 있는 것. 탄소의 분자구조에 따라서 포화지방산과 불포화지방산으로 분류된다. 또한 탄소의 사슬 길이에 따라서 단쇄지방산, 중쇄지방산, 장쇄지방산으로 나눠지며, 리놀레산, 올레산 등이 있다.

글리세롤
글리세린이라고도 한다. 단맛이 나는 액체. 식품 첨가물이나 화장품 보존제로 쓰인다. 알코올의 한 종류.

콜레스테롤
스테로이드라는 물질. 동물의 지방막이나 호르몬 등의 재료가 된다.

지질의 특징

지질은 식용유, 버터, 마가린, 고기 비계 등에 포함되어 있다. 1g당 9kcal의 에너지가 있고, 에너지원이나 에너지 저장고로 뛰어나다. 세포막이나 호르몬의 재료가 되고, 지용성 비타민의 흡수를 돕는 기능도 있다.

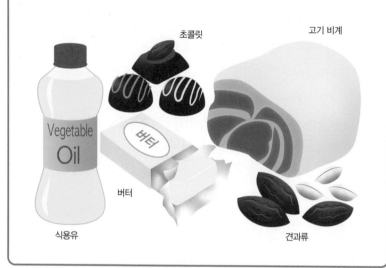

초콜릿

고기 비계

Vegetable Oil

버터

식용유

견과류

주요 지질

트리글리세리드

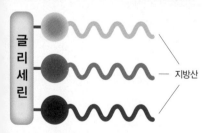

글리세린

지방산

글리세린에 3개의 지방산이 결합된 것이다. 지방산은 3개가 전부 같다고는 할 수 없다. 식품에 함유된 지질 대부분이 이 물질이다.

콜레스테롤

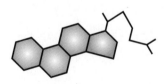

체내에서는 세포막이나 스테로이드호르몬, 담즙산 등의 재료가 된다. 혈액 속에서는 그 상태로 유리형이나 지방산과 결합한 콜레스테롤에스테르로 존재한다.

지질의 소화 · 흡수 구조

POINT
- 지질은 작은 알갱이로 만들어져야 소화효소가 작용한다.
- 담즙이 유화하고 미셀을 형성해서 리파아제가 소화한다.
- 소화되고 흡수되어 혈관과 림프관으로 들어간다.

작은 알갱이가 되어야 소화된다

지질은 고기 비계와 같은 덩어리나 라면 국물에 떠 있는 기름방울의 상태로는 소화효소가 작용하지 못한다. 따라서 먼저 음식물을 잘 씹어 잘게 부수고, 위산으로 걸쭉한 상태로 만들어 물리적으로 작게 만든다. 또한 위장에서는 따뜻해져서 분해되기 쉬워지고, 위장의 연동운동으로 휘저어 섞어지면 직경 0.1~0.3mm 정도의 기름방울이 된다.

구강 내와 위에도 혀 리파아제, 위 리파아제와 같은 지질의 소화효소가 있지만, 이러한 장소에서는 소화효소가 작용하기 어렵기 때문에 소화가 많이 진행되지 않는다.

유화하고 미셀을 형성해서 소화효소가 처리한다

십이지장에 도착한 유미죽에 포함된 지질은 담즙에 의해서 유화되어 미셀 형성을 한다. 유화란 지질 알갱이의 직경이 0.0001mm 이하로, 물 속에서 분리되는 일 없이 분산된 상태를 말한다. 또한 미셀이란 담즙의 담즙산과 인지질이 만든 껍질 속에 지질을 넣은 것으로 직경은 0.00003~0.0001mm이다. 표면에는 물에 친숙한 물질이 배열되어서 장관 내를 분리되지 않은 상태로 통과한다.

췌액의 췌장 리파아제는 소장을 지나는 미셀의 지질을 소화한다. 그리고 소장점막의 흡수상피세포 표면에서 미셀이 열리면 안에 있던 지질이 흡수상피세포 막을 통과해 세포 내에 흡수된다. 일부는 그 상태로 모세혈관에서 문맥으로 들어가 간으로 전달된다. 또한 일부는 표면에 물에 친숙한 카이로마이크론이라는 입자가 되어 림프관으로 들어간다.

시험에 나오는 어구

유화
지질의 알갱이가 직경 0.0001mm 이하가 되고, 물 속에서 분해되지 않고 분산된 상태.

미셀 형성
인지질과 담즙산 분자에는 지질에 친숙한 부분(소수성)과 물에 친숙한 부분(친수성)이 있다. 물에 친숙한 부분으로 표면의 껍질을 만들고, 그 속에 지질을 넣은 직경 0.00003~0.0001mm 입자를 미셀이라고 한다.

췌장 리파아제
췌액에 함유된 지질의 소화효소. 지질의 트리글리셀라이드를 분해한다.

카이로마이크론
인지질과 아포단백질로 생긴 껍질 속에 지질을 넣은 입자.

키워드

담즙
간에서 생성되고 담낭에서 농축된다. 지질을 함유한 음식물이 십이지장에 도착하면 십이지장으로 분비된다. 계면활성제인 담즙산이 있다(p.92, p.98).

지질의 소화·흡수

지질은 주로 췌액에 함유된 리파아제에 의해서 지방산이나 글리세롤로 분해되어 흡수상피세포에 흡수된다. 그리고 일부는 혈관에서 문맥으로, 일부는 세포 내에서 카이로마이크론으로 합성되어 림프관으로 들어간다.

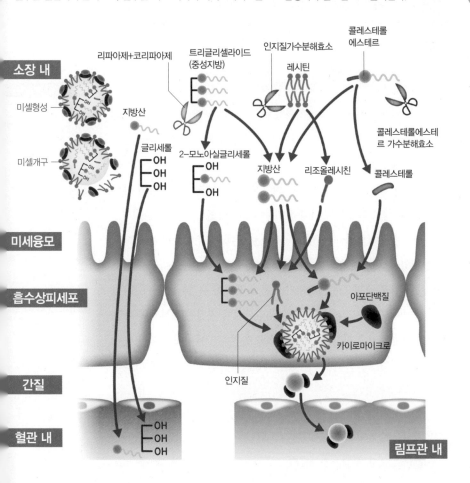

COLUMN **구강 내와 위에서는 지질의 소화가 진행되지 못한다**

구강 내에도 혀 리파아제라는 지질을 소화하기 위한 소화효소가 있지만, 구강 내에서의 체류시간이 너무 짧다 보니 소화효소가 작용하기 위한 충분한 시간을 확보하지 못해서 소화가 많이 진행되지 못한다. 그리고 위에는 위 리파아제라는 소화효소가 있지만, 지질 알갱이가 만족할 만큼 작지 않아서 여기에서도 소화효소의 작용은 제한적이다.

비타민의 종류와 특징, 흡수

POINT
- 비타민은 몸에 필요하지만 스스로 만들지 못하는 유기화합물이다.
- 비타민 B군과 C는 수용성 비타민으로 소장에서 흡수된다.
- 비타민 A, D 등의 지용성 비타민은 지질과 함께 흡수된다.

비타민은 체내에서 만들지 못하는 유기화합물

비타민이란 몸에 필요한 유기화합물 중에 3대 영양소를 제외한 것으로 체내에서는 거의 만들지 못해서 식사로 섭취해야 하는 물질을 말한다. 하루 필요량은 ㎎이나 ㎍의 단위로 소량이다. 지나치게 부족하면 어떤 증상이 나타나거나 질병으로 이어질 수도 있지만, 균형 잡힌 식사를 하고, 영양보충제 등을 과잉 섭취하지 않는다면 거의 문제가 없다.

비타민은 수용성과 지용성으로 크게 나뉜다. 수용성 비타민은 B군, C 등이 있고, 지용성 비타민에는 A, D, E, K가 있다. 수용성 비타민은 많이 섭취해도 소변으로 배출되기 때문에 체내에 축적되는 일이 없다. 지용성 비타민은 지질과 함께 흡수되기 때문에 지질 섭취가 부족하면 충분히 흡수하지 못한다. 또한 과잉으로 섭취하면 체내에 축적되어 **과잉증**이 생긴다. 각 비타민의 특징과 체내에서의 역할은 다음 쪽(p.125)에서 표로 정리했다.

비타민도 소장에서 흡수된다

비타민은 식품에 함유된 상태로 흡수된다. 수용성 비타민의 대부분은 소장에서 흡수된다. 그러나 비타민 B12(코발라민)는 위에서 산 분비를 위해 벽세포에서 분비되는 **내인자**로 불리는 당단백질과 결합하지 않으면 흡수되지 못한다. 흡수되는 장소도 다른 비타민과 달리 회장의 말단 근처이다.

지용성 비타민은 지질과 함께 흡수되기 때문에 흡수 구조도 지질과 똑같다.

시험에 나오는 어구

비타민
몸에 필요한 유기화합물 중에서 체내에서 거의 만들지 못하기 때문에 섭취가 필요한 것. 필요한 양은 소량이다. 수용성과 지용성이 있다.

내인자
비타민 B12가 흡수되기 위해서 필요한 당단백질로, 위의 벽세포에서 분비된다.

키워드

비타민 과잉증
과잉으로 계속 섭취하면 어떤 증상을 나타내는 것으로 지용성 비타민에 ㅇㅇ다. 비타민 D의 과잉증으로 고칼슘혈증 등이 있다.

주요 비타민의 특징과 기능

	물질명	주요 기능	많이 함유한 식품	결핍증	과잉증
수용성 비타민	B₁ 티아민	당의 대사에 관여 신경 기능 조절	현미, 돼지고기, 콩류	각기병, 신경염	없음
	B₂ 리보플라빈	세포의 재생을 도움 성장의 촉진 피부·점막의 보호	소간, 장어, 낫토	구각염, 구내염	없음
	나이아신	에너지 생산에 관여하는 산소의 보조 효소. 체내에서 생합성 가능	가다랑어, 참치	피부염, 설사, 신경장애	없음
	B₆ 피리독신	단백질, 지질의 대사, 신경전달물질의 생성에 관여	참치, 꽁치, 바나나	드물게 지루성 피부염	없음
	B₁₂ 코발라민	조혈, 단백질·핵산의 합성에 관여	정어리, 닭간, 굴	악성빈혈, 신경장애	없음
	C 아스코르빈산	항산화작용, 콜라겐의 합성, 철의 흡수 촉진 등에 관여	감귤류, 감, 딸기, 토마토, 감자 등	괴혈병, 골형성부전증	없음
지용성 비타민	A 레티놀 등	피부·점막의 보호, 망막의 색소, 항암 작용	장어, 간, 우유, 당근, 시금치 등	야맹증, 피부건조, 성장장애	간비대, 뇌압항진
	D 칼시페롤	장에서 칼슘 흡수를 도움	연어, 멸치, 정어리, 표고버섯, 목이버섯	구루병, 골연화증, 골다공증	고칼슘혈증, 간장애, 신장장애
	E 토코페롤	항산화작용, 말초혈관 확장	장어, 아몬드, 연어, 연어알 등의 생선알	보행곤란, 반사협조 운동장애, 용혈성빈혈	드물다.
	K 필로퀴논(K1) 메니퀴논(K2)	혈액 응고, 골형성의 촉진	낫토, 시금치, 쑥갓, 미역 등. 장내세균이 만든다.	코피, 소화관출혈	거의 없다.

신생아멜레나: 신생아는 장내세균이 아직 발달하지 않아서 비타민 K의 부족으로 인해 출혈하기 쉽고, 그것이 원인이 되어 소화관 출혈이 발생한다.

미네랄의 종류와 특징 , 흡수

> POINT
> ● 미네랄은 탄소, 산소, 수소, 질소 외에 필요한 원소이다.
> ● 필수미네랄 15종류 중 13종류는 섭취 기준이 있다.
> ● 대부분 소장에서 흡수되고, 일부는 대장에서도 흡수된다.

다량의 미네랄과 소량의 미네랄이 있다

미네랄이란 몸에 필요한 탄소, 산소, 수소, 질소 외의 원소를 말하고, 무기질이라고도 한다. 체내에서 합성하지 못해서 식사로 섭취할 필요가 있다. 특히 꼭 섭취해야 할 16종류의 필수미네랄이 있고(p.127), 그중에서 13종류는 보건복지부기준에 따라 섭취량의 기준이 정해져 있다.[1]

또한 미네랄은 필요량과 체내 함유량이 많은 **다량미네랄**(마크로미네랄)과 필요량이 소량인 **소량미네랄**(마이크로미네랄)로 나눠진다. 다량미네랄에는 나트륨, 칼륨, 칼슘, 마그네슘 등이 있고, 소량미네랄에는 철, 아연, 동 등이 있다.

식사가 편중되면 결핍증이 생길 수 있다

일반적인 식사를 한다면 미네랄이 부족해질 일은 없지만, 영양의 균형이 깨지면 섭취량이 부족해져서 **철결핍성빈혈**, 아연 부족으로 인한 미각 장애나 면역력 저하, 요오드 부족으로 인한 갑상선질환 등의 **결핍증**이 발생할 수 있다. 또한 더위나 운동으로 땀을 많이 흘렸을 때는 물과 함께 빠져나간 나트륨을 섭취할 필요가 있다.

미네랄 대부분은 소장에서, 나트륨이나 염소 등은 소장과 대장에서 흡수된다. 칼슘 흡수는 다소 도움이 필요하다. 식품 속 칼슘은 단백질과 결합, 흡수되기 어려워 결합을 끊어 이온 상태로 만드는 위산의 역할이 중요하다. 또한 소장에서는 활성 비타민 D_3가 칼슘의 흡수를 촉진한다.

---

1) 한국은 보건복지부에서 2020 한국인 영양소 섭취 기준을 배포했다. 자세한 내용은 보건복지부 사이트에서 확인할 수 있다.

시험에 나오는 어구

필수미네랄
미네랄 중에서 반드시 섭취해야 하는 16종류를 말한다. 그중에서 13종류는 결핍되지 않도록 섭취 기준이 정해져 있다.

다량미네랄, 소량미네랄
체내의 함유량이나 섭취해야 할 양이 많은 것을 다량미네랄, 소량인 것을 소량미네랄이라고 한다. 소량미네랄도 부족할 수가 있고, 철 결핍 등이 발생하기 쉽다.

키워드

결핍증
미네랄만이 아닌 섭취해야 할 영양소가 충분히 섭취되지 않아서 그게 원인으로 어떤 증상이나 질환이 발생하는 것. 철결핍성빈혈 등.

철결핍성빈혈
철의 섭취량이 부족하거나 월경과다 등으로 소모되는 양이 많거나 하면 철을 원료로 하는 적혈구가 충분히 생성되지 못해서 빈혈이 생긴다. 젊은 여성에 많다.

주요 미네랄

	미네랄	주요 기능	결핍	과잉 섭취
다량미네랄	나트륨	세포외액에 많다. 체액의 침투압과 pH의 조절, 근육이나 신경의 흥분 억제	권태감	고혈압
	칼륨	세포내액에 많다. 체액의 침투압과 pH의 조절, 심장이나 근육의 기능 조절	혈압저하, 다뇨증	고칼륨혈증으로 부정맥
	칼슘	뼈의 성분, 신경전달, 근육수축, 혈액응고	골다공증, 신경과민	요로결석
	마그네슘	산소의 활성화, 혈관확장, 신경의 진정	신경과민, 부정맥, 골형성부전증	반사저하, 저혈압
	인	뼈와 이, 핵산, 인지질 등의 성분	골연화증	칼슘의 흡수를 방해
	황	손톱이나 머리카락의 케라틴 성분	(−)	(−)
	염소	세포외액에 많다. 체액의 침투압과 pH의 조절, 위산 성분	신부전이나 이뇨약 투여로 결핍되는 경우가 있다.	(−)
소량미네랄	철	헤모글로빈 성분	철결핍성 빈혈	위장장애, 철의 침착, 아연의 흡수장애
	아연	산소 성분. 단백질 합성이나 유전자 발현에 관여한다.	미각장애, 피부염, 정자감소	동·철의 흡수장애
	동	철의 대사나 운반, 활성산소 제거, 신경전달 물질의 대사에 관여	빈혈, 모발이나 피부의 탈색	소변의 생산 장애, 빈혈
	요소	갑상선호르몬 성분, 단백질 합성이나 에너지 대사 등에 관여	발육불량, 갑상선 기능 저하	거의 드물다.
	망간	효소 성분이고 활성에 관여한다. 뼈의 대사	뼈 형성이상, 생식 능력 저하	정신장애, 불면
	셀레늄	효소 성분. 항산화 작용에 관여	심근증, 근력저하	탈모
	코발트	비타민 B_{12}의 성분으로 적혈구 생성에 관여	빈혈	갑상선기능 저하
	몰리브덴	요산의 대사에 관련된 효소 성분	드물게 선천성결핍증이 있다.	(−)
	크롬	인슐린의 기능을 돕는다.	내당불능장애	(−)

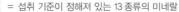 = 섭취 기준이 정해져 있는 13 종류의 미네랄

Athletics Column

운동선수의 철결핍성빈혈

철분은 적혈구의 헤모글로빈 성분으로, 부족해지면 철결핍성빈혈이 생겨 쉽게 피곤해지고 숨이 차다. 운동선수는 격한 운동으로 철분이 필요한데, 운동으로 적혈구가 파괴되어 철결핍성빈혈이 생기기 쉽다. 예방과 치료는 식사를 통한 섭취나 철분제를 복용하는 것이 효과적이다. 한편 과잉 섭취는 금물이다. 특히 철분제 주사는 여러 장기에 장애를 일으킬 수 있어서 투여해서는 안 된다.

식이섬유의 기능

POINT
- 식이섬유란 사람이 소화할 수 없는 탄수화물을 말한다.
- 수용성 식이섬유는 장에서의 영양소 흡수를 방해한다.
- 불용성 식이섬유는 변량을 늘려서 대장을 자극한다.

수용성 식이섬유와 불용성 식이섬유가 있다

식이섬유란 탄수화물 중에서 사람이 소화하지 못하는 다당류를 말한다. 사람은 소화하지 못하지만, **장내세균**(p.62)이 식이섬유를 분해해서 **지방산** 등 에너지원이 되는 물질로 분해한다. 그리고 지방산은 장에서 흡수되고 이용된다. 하루에 섭취해야 할 식이섬유는 여성은 18g 이상, 남성은 20g 이상으로 정해져 있다.

식이섬유에는 **수용성 식이섬유**와 **불용성 식이섬유**가 있다. 수용성 식이섬유에는 곤약에 함유된 글루코만난, 과일의 펙틴, 해조류의 후코이단 등이 있다. 끈적끈적하고 미끌미끌한 물질로 보습력이 높은 것이 특징이다.

불용성 식이섬유란 채소의 줄기 부분에 많은 셀룰로오스 등을 말한다. 갑각류의 껍데기나 버섯류의 세포벽에 많은 키틴 등도 불용성 식이섬유의 일종이다.

생활습관병이나 변비 예방에 도움이 된다

수용성 식이섬유는 장 내용물의 흐름을 원활하게 하고 소장에서 영양소의 흡수를 지연시킨다. 그래서 혈당과 혈중지질 농도의 상승이 억제되고, **당뇨병**이나 **고지혈증** 예방에 도움이 된다. 그러나 철이나 칼슘 등의 흡수를 방해하므로 과잉으로 섭취하면 안 된다.

불용성 식물섬유는 변의 양을 늘리고, 대장을 자극해서 연동운동을 촉진한다. **변비** 예방에는 수용성, 불용성 식이섬유를 전부 섭취하는 것이 더 효과적이다.

시험에 나오는 어구

식이섬유
사람이 소화할 수 없는 탄수화물을 말한다. 다당류. 수용성 식이섬유와 불용성 식이섬유로 나눠진다.

수용성 식이섬유
물에 녹는 식이섬유. 곤약의 글루코만난, 과일의 펙틴, 해조류의 후코이단 우엉 등의 이눌린 등. 끈적끈적하고 미끌미끌한 것. 소장에서의 영양소 흡수를 지연시킨다.

불용성 식이섬유
물에 녹지 않는 식이섬유. 채소의 셀룰로오스, 버섯이나 갑각류의 키틴 등. 변의 양을 늘려서 대장을 자극한다.

키워드

지방산
탄소에 카르복실기가 붙은 것. 에너지원으로 이용된다.

식이섬유의 특징

탄수화물 중에서 사람이 소화하지 못하는 다당류를 식이섬유라고 한다. 장내세균이 분해해서 사람한테 유용한 지방산을 만든다.

하루에 섭취해야할 양은 남성 20g 이상, 여성 18g 이상이다(성인 기준).

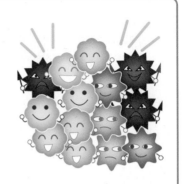

식이섬유의 종류

식이섬유에는 물에 녹는 수용성 식이섬유와 물에 녹지 않는 불용성 식이섬유가 있다.

수용성 식이섬유

끈적끈적하고 미끌미끌한 물질. 보습력이 높다. 소장에서 영양소의 흡수를 억제. 장 내용물의 흐름을 원활하게 한다.

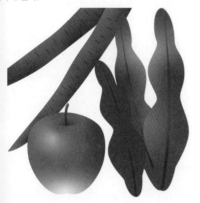

〈식품〉
곤약(글루코만난), 과일(펙틴), 해조류(알긴산, 후코이단, 아가로스 등), 우엉(이눌린), 올리고당 등.

불용성 식이섬유

채소의 줄기 부분이나 버섯의 키틴 등이 있다. 변량을 늘려 대장벽을 자극하여 변비를 촉진한다.

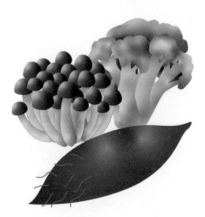

〈식품〉
대부분의 채소(셀룰로오스, 리그린 등), 버섯이나 갑각류의 껍데기(키틴 등) 등.

물의 기능과 흡수

- 인체의 60%는 물이고, 세포내액이나 혈액, 조직액 등이 있다.
- 하루에 배출하고 섭취하는 물은 2.5ℓ로 균형을 이룬다.
- 소화관 내의 수분은 소장과 대장에서 98% 이상이 회수된다.

물은 생명기능에 필수불가결

인체의 60%는 물이다. 체내의 수분을 체액이라 하는데, 3분의 2는 세포내액이고, 나머지 4분의 1이 혈액의 혈장과 림프액, 4분의 3이 세포와 세포 사이를 채우는 조직액과 뇌, 척수 주변을 채우는 뇌척수액 등이다. 체내의 물은 여러 가지 물질을 온몸으로 운반하고 몸의 pH를 유지하고, 체온을 유지하고, 대사의 반응을 도와준다. 체내의 물이 지나치게 감소하면(탈수) 생명기능을 유지하지 못하게 된다.

몸에 흡수되는 물은 음료수 1.2ℓ, 식사에 함유된 수분 1ℓ, 대사활동으로 인체에서 생성되는 물이 약 0.3ℓ로 하루에 총 2.5ℓ나 된다. 배설되는 물은 소변에 1.4ℓ, 변에 0.1ℓ, 땀이나 피부에서 증발되는(불감 증설) 양이 0.6ℓ, 호흡 과정에서 증발되는 물이 0.4ℓ로, 하루에 총 2.5ℓ이다. 물론 이러한 양에는 개인차가 있고, 계절이나 그날의 활동 등에 따라 크게 달라진다.

소장과 대장에서 대부분 흡수된다

앞에서 말한 것처럼 몸에서는 항상 소변과 땀, 내쉬는 숨에 함유된 수증기로 수분이 배출되는데, 이것을 멈추게 할 수는 없다. 그래서 물은 자주 섭취하고 소화관으로 들어온 물은 그냥 통과시키지 말고 확실하게 흡수할 필요가 있다. 또한 소화관 속으로 소화액이 하루에 7ℓ나 분비되기 때문에 그것까지 회수하지 않으면 몸에 탈수 증상이 생긴다.

소화관을 통과하는 물은 98% 이상이 소장과 대장에서 흡수되고, 변으로 버려지는 것은 매우 적다.

인체의 60%는 물

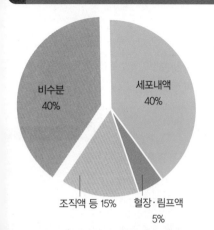

인체의 60%는 물이다. 그중에서 3분의 2(체중의 40%)는 세포 속의 세포내액에 있다. 나머지 4분의 1 (전체의 5%)이 혈장(혈액의 물 성분) 및 림프액, 나머지가 조직액(전체 15%) 등이다.

하루 수분량의 출납

건강한 사람은 하루 동안 몸에 흡수되는 물과 배출되는 물의 양이 같다. 소화관에서 분비된 소화액의 수분은 대부분 회수된다.

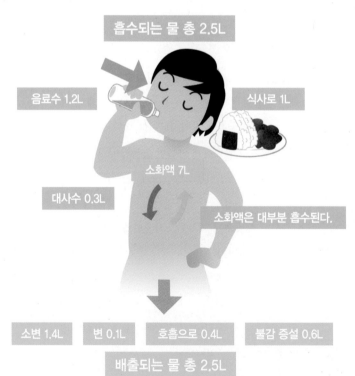

식욕과 포만감의 구조

- 공복감과 포만감은 시상하부 중추에서 생긴다.
- 공복감은 혈당의 저하 등으로 섭식중추가 자극되어 생긴다.
- 포만감은 혈당의 상승 등으로 만복중추가 자극되어 생긴다.

사람은 공복감과 포만감으로 먹는 행동을 한다

사람은 공복을 느끼면 뭔가 먹고 싶다는 생각으로 음식물을 찾는 행동을 한다. 먹고 포만감을 느끼면 배가 부르다고 젓가락을 내려놓는다. 이 공복감과 포만감은 뇌의 **시상하부**에 있는 식욕중추가 일으키고, 두 감각은 시소와 같은 관계여서 한쪽이 활발해지면 다른 한쪽이 억제되는 구조이다.

이러한 중추를 활발하게 하거나 억제하는 것은 주로 혈액 속의 **글루코오스농도(혈당)**와 **지방산농도**이다.

혈당과 혈중지방산 농도가 열쇠

식사 후 시간이 지나면 글루코오스가 소비되어 혈당이 떨어진다. 그러면 글루코오스를 대신하는 에너지원을 온몸에 공급하기 위해서 피하지방이 분해되어 지방산이 혈액 속에서 빠져나간다. 이러한 변화가 **시상하부**의 섭취중추를 자극해서 활발하게 만들면 공복감이 생긴다.

식사를 하면 혈당이 상승하고 지방산농도는 저하된다. 이러한 변화는 시상하부의 **만복중추**를 자극해서 활발하게 만들어 포만감을 생기게 한다. 또한 혈당이 상승하면 췌장의 랑게르한스섬에서 혈당을 떨어뜨리는 기능을 하는 인슐린이 분비되지만, 인슐린은 지방세포를 자극해서 렙틴이라는 호르몬을 분비시키는 기능도 있다. 그리고 이 렙틴에는 섭취중추를 억제하는 작용이 있어 식욕이 저하된다. 게다가 먹어서 위가 부푼 것을 위벽의 센서가 감지하면 그 정보가 섭취충추로 전달된다. 그 결과 섭취중추가 억제되어 식욕을 억제한다.

공복감·포만감이 생기는 구조

공복감

혈당이 떨어지면 피하지방이 분해되어 혈중지방산농도가 올라간다. 이 혈당과 혈중지방산농도가 변했다는 정보가 시상하부의 섭취중추에 전달되면 공복감이 생기고 사람은 먹기 위한 행동을 한다.

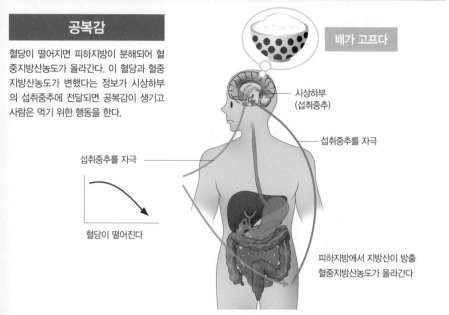

배가 고프다

시상하부
(섭취중추)

섭취중추를 자극

섭취중추를 자극

혈당이 떨어진다

피하지방에서 지방산이 방출
혈중지방산농도가 올라간다

포만감

먹어서 혈당이 올라갔다는 정보와 위가 부풀었다는 정보는 시상하부의 만복중추를 자극해서 포만감을 일으킨다. 또한 혈당의 상승으로 인슐린이 분비되면 그것이 지방세포를 자극해서 렙틴을 분비시키고 렙틴이 섭취중추를 억제한다.

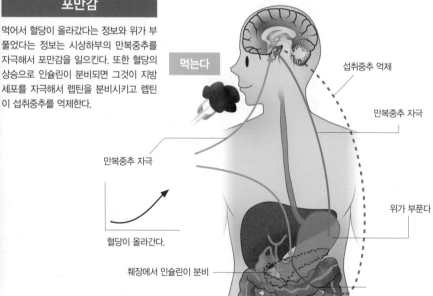

먹는다

섭취중추 억제

만복중추 자극

만복중추 자극

위가 부푼다

혈당이 올라간다.

췌장에서 인슐린이 분비

스포츠영양학의 발달과 실천

　최고의 운동선수가 최고의 성과를 내기 위해서는 어떤 영양소를 어떻게 섭취하면 좋을까? 또는 성장기에 있는 주니어 선수가 건강한 몸을 만들면서 실력을 향상하기 위해서는 어떤 영양 관리가 필요할까? 이러한 분야의 연구나 실천을 하는 분야가 스포츠영양학이다.

　강한 몸을 만들기 위해 필요한 영양소가 무엇인지에 대한 연구는 시행착오를 거치면서 오래전부터 세계 곳곳에서 이루어지고 있었지만, 과학적인 연구나 논문은 1950년 전후부터 볼 수 있게 되었다. 또한 1980년 전후에 미국을 시작으로 일본에서도 일어난 피트니스 붐을 배경으로 건강과 스포츠와 영양에 관한 연구도 활발해져서 연구 논문만이 아닌 일반 스포츠 애호가를 대상으로 한 실용서의 출판도 증가했다. 일본에서 스포츠영양이라는 단어가 사용된 것은 1990년 정도이다. 스포츠영양학은 비교적 새로운 학문으로 나날이 발전하고 있는 분야이다.

　예를 들어 마라톤 등의 지구력 운동 경기 전에 에너지원이 되는 글리코겐을 근유에 축적하게 하는 카보 로딩이라는 방법이 있다. 과거에는 시합 며칠 전까지 근육내 글리코겐을 전부 사용한 후에 시합 직전까지 고탄수화물로 식사하는 방법을 취했다. 그러나 지금은 며칠 전까지 평소처럼 균형 잡힌 식사를 하고, 근육 내 글리코겐을 전부 사용하지 않는 방법이 주류를 이룬다.

　이러한 이론의 변천도 세계에서 이루어지고 있는 연구 성과에 따른 것이지만, 과거의 방법이 완전히 잘못되었다고는 할 수 없다. 영양학이나 식사는 항상 대상이 되는 사람의 체질이나 몸 상태, 질환, 부상 유무, 좋아하는 음식 등을 고려할 필요가 있다. A씨에게는 최적의 방법이라도 B씨에게는 맞지 않을 수도 있기 때문에 유연하게 대응해야 한다.

　또한 운동선수의 경우 평소의 식사만으로 부족해지기 쉬운 영양소를 영양보충제로 섭취하기도 한다. 영양보충제를 섭취할 때는 도핑 규정을 위반하는 것은 아닌지 충분히 검토해서 신중하게 선택하도록 하자.

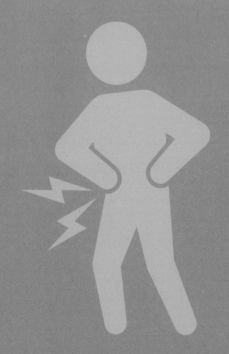

5장

소화기관에
발생하는 증상

복통

● 복통의 부위로 소화기의 질병을 어느 정도 특정할 수 있다.
● 통증 장소가 불명확한 내장통과 확실히 알 수 있는 체성통으로 나뉜다.
● 내장통을 동반하면서 다른 장소에서 통증이 생기는 관련통이 있다.

통증의 위치와 증상을 알면 질병을 추정할 수 있다

복통은 소화기계의 증상으로 자주 경험하는 질병이다. 배의 어디가 아픈지, 어떻게 아픈지를 알면 어느 정도 병명을 추정할 수 있다.

복통의 부위는 다음 쪽(p.137)의 그림처럼 구분된다. 대부분 그곳에 위치한 장기의 이상이 의심되지만, 간혹 충수염의 상복부 통증 처럼 다른 장소에서 통증이 생기기도 한다. 예를 들어 배꼽의 통증은 위·십이지장위염이나 췌장염, 배꼽 주변의 통증은 급성위장염, 오른쪽 상복부의 통증은 담낭염이나 담석증 등으로 추정할 수 있다.

신경학적으로 내장통, 체성통, 관련통으로 분류한다

통증은 **내장통**, **체성통**, **관련통**으로 분류할 수 있다. 내장통은 통증 장소를 정확하게 표현할 수 없는 짓눌리는 듯한 **둔통**이나 강한 통증이 반복적으로 찾아오는 **급경련통**이 나타나 구역이나 식은땀을 동반한다. 소화관의 괴신전이나 경련, 염증이나 허혈 등이 원인이다. 또한 장기가 갑자기 부어서 피막이 늘어나는 경우에도 내장통이 발생한다.

체성통은 통증 장소를 확실히 알 수 있는 찌르는 듯한 통증으로, 통증이 지속된다. 소화관 자체가 아닌 그 주변의 복막이나 장간막, 횡간막이 늘어나거나 압박을 받아 염증이 생긴 것이 주요 원인이다.

관련통은 내장통을 동반하고 다른 장소에서 생기는 통증이다. 강한 내장통이 **척수**로 전달되었을 때 척수에서 가까운 신경이 자극을 받아 관련이 있는 지역이 아프다고 느끼는 것을 말한다.

시험에 나오는 어구

내장통
복부내장의 과신전이나 염증 등이 원인. 통증 장소를 정확하게 나타낼 수 없다. 둔통이나 급경련통 등으로 나타난다.

체성통
통증 장소가 명확. 복막이나 장간막 등이 늘어나거나 그러한 염증 등이 원인. 몸을 움직이면 통증이 심해지는 것이 특징.

관련통
강한 내장통을 동반하고 다른 장소에서 통증이 발생하는 것. 통증의 정보가 척수로 전달되었을 때 근처 신경을 자극해서 발생한다.

키워드

척수
뇌 아래에서 이어지는 중추신경. 뇌와 몸의 정보를 중간에서 이어준다.

메모

복통은 소화기의 질병이라고만 할 수 없다
복통은 소화기 이상이 원인인 경우가 많지만 신장이나 요관, 생식기 등의 질병으로 발생할 수도 있다.

복통의 부위와 질환

복통은 어디가 어떻게 아픈지만 알아도 어느 정도 병명을 추정할 수 있다. 통증은 측정하지 못하고 타인도 알 수 없기 때문에 통증을 얼마나 자세하고 정확하게 인식하는지에 따라서 질병을 진단할 수 있다.

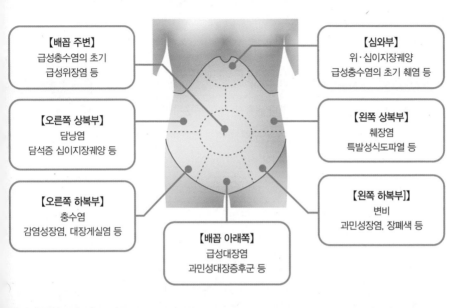

【배꼽 주변】
급성충수염의 초기
급성위장염 등

【심와부】
위·십이지장궤양
급성충수염의 초기 췌염 등

【오른쪽 상복부】
담낭염
담석증 십이지장궤양 등

【왼쪽 상복부】
췌장염
특발성식도파열 등

【오른쪽 하복부】
충수염
감염성장염, 대장게실염 등

【왼쪽 하복부]】
변비
과민성장염, 장폐색 등

【배꼽 아래쪽】
급성대장염
과민성대장증후군 등

복통의 분류

복통은 내장통과 체성통, 관련통으로 나눠진다.

내장통

- 통증 장소가 명확하지 않은 둔통, 급경련통으로 구역이나 식은땀 등을 동반하기도 한다.
- 소화관이 과신전이나 이상이 생겨 수축할 때 발생한다.

체성통

- 통증 장소를 명확하게 알 수 있는 찌르는 듯한 지속적인 통증
- 복막이나 장간막, 횡격막 등이 늘어나거나 염증이 발생해서 생긴 통증이다.

관련통

- 내장통을 동반하고 다른 장소에서 발생하는 통증
- 척수에서 전달하는 통증이 혼선되어 생긴다.

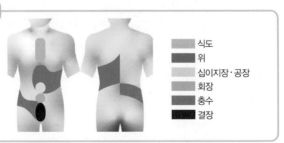

식도
위
십이지장·공장
회장
충수
결장

변비

- 변비란 배변 횟수가 줄고 변이 딱딱하게 굳어서 배출하기 힘든 상태이다.
- 기질적인 변비는 종양 등으로 인해 배변 활동에 장애가 생긴다.
- 기능적인 변비는 생활습관의 문제가 주요 원인이다.

변비란 변이 딱딱하게 굳어서 배출하기 힘든 것

배변 횟수가 줄어들거나 변이 딱딱하게 굳어서 배출하기 힘들어지고, 배에 가스가 차거나 복통이 생기는 상태를 **변비**라고 한다. 배변 일수는 딱히 정해져 있지 않다. 예를 들어 이틀간 전혀 배변을 못해도 딱딱하게 굳거나 배출이 어렵거나 통증 등의 문제가 없다면 변비라고 하지 않는다.

변비는 **기질성 변비**와 **기능성 변비**로 나눌 수 있다. 기질성 변비란 장에 종양이나 **협착**이 있어서 변이 통과하기 힘든 변비를 말한다. 기능성 변비는 기질적인 문제가 없는 변비로 대부분 생활습관에 문제가 있다.

생활습관이 주요 원인인 기능성변비는 예방할 수 있다

기능성변비에는 몇 가지 유형이 있다. 극단적인 소식이나 편식으로 식이섬유의 섭취가 부족해져서 생기는 **식이성 변비**는 식생활을 개선하면 해결할 수 있다. 반복되는 변의를 참거나 변비약이나 관장의 활용 등은 **직장성 변비**를 일으킨다. 이런 경우에는 변의를 참지 않는 것, 화장실에 가는 시간을 여유 있게 확보하는 것이 중요하다.

운동 부족 등으로 대장이 자극을 받지 않고, 근육이 약해서 배에 압력을 줄 수 없는 경우가 원인인 **이완성 변비**는 식생활의 개선과 적당한 운동이 예방에 도움이 된다. 스트레스나 과민성대장증후군 등으로 대장에 경련이 일어난 상태로 변이 배출하기 힘들어지는 **경련성 변비**는 스트레스에 대한 대책뿐만 아니라 원인이 되는 질병에 따라서 적절한 내복약 치료가 필요하다.

 시험에 나오는 어구

변비
배변 횟수의 감소, 변이 딱딱하게 굳어서 배출하기 힘들고, 배에 가스가 차거나 복통이 있는 등의 상태. 배변을 하지 못한 일수에 대해서는 정해진 것이 없다.

기질성 변비
종양이나 협착 등으로 인해 변이 배출되지 못해서 생기는 변비.

기능성 변비
변의를 참거나 식사와 운동 같은 생활습관의 문제로 생기는 변비. 식사성, 직장성, 이완성, 경련성으로 나눠진다.

 키워드

협착
소화관 등 관상 부분이 좁아진 것.

메모

변비는 중대한 질병이 원인일 수도 있다
변비는 일상에서 자주 생기는 증상으로 대부분은 생활습관이 원인이지만 종양이나 심각한 스트레스 등 중대한 질병이 원인인 경우도 있으므로 가볍게 넘기지 않도록 한다.

변비의 원인에 의한 분류

변비는 크게 기질성 변비와 기능성 변비로 나눠진다.

기질성 변비

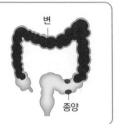

변

종양

- 종양이나 염증 등으로 대장에 협착이 생겨 변이 배출하기 어려워지면서 생기는 변비
- 원인이 되는 질병의 치료가 필요

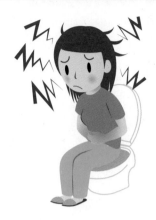

기능성 변비

| 식이성 변비 | 직장성 변비 | 이완성 변비 | 경련성 변비 |

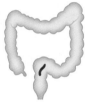 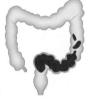 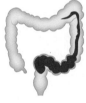 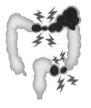

- 식이섬유의 섭취가 적거나 극단적인 소식 등이 원인
- 식생활의 개선이 필요

- 자꾸 변의를 참거나 변비약이나 관장을 활용하는 것이 원인
- 화장실에 가는 시간을 여유 있게 확보

- 운동부족이나 복근의 근력 저하 등이 원인
- 식생활 개선과 적당한 운동이 필요

- 스트레스나 과민성대장 증후군 등으로 대장에 경련이 생긴 것이 원인
- 스트레스 관리, 또는 원인 질환의 치료가 필요

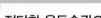 Athletics Column

적당한 운동습관으로 변비를 예방하고 개선하자

하루 종일 앉아 있기만 하면 복부를 굽히거나 늘리거나 뒤틀거나 하는 동작을 하지 않아서 장이 자극을 받지 못한다. 또한 몸이 갑자기 툭 떨어지는 자극도 받지 못하기 때문에 장의 운동이나 배변 활동이 원활하지 않게 되어 변비가 생기기 쉬워진다. 적당한 운동습관은 장을 자극하고, 대사작용을 활발하게 해서 변비 개선에 도움이 된다. 또한 운동으로 스트레스가 해소되면 스트레스가 원인인 경련성 변비 예방에도 도움이 된다.

설사

POINT
- 설사는 수분이 많은 변이 자주 나오는 것이다.
- 급성설사는 감염성과 비감염성으로 나눠진다.
- 설사했을 때는 탈수 예방과 개선이 중요하다.

급성설사와 만성설사

설사는 수분이 많은 변이 자주 나오는 상태이다. 설사는 급성설사와 만성설사로 나눠서 생각할 수 있다.

급성설사는 감염성과 비감염성으로 나눠진다. 감염성설사는 겨울에 유행하는 **노로바이러스**에 의한 대장염, 생닭에 의한 **캄필로박터 감염증**과 같은 식중독이 대표적이다. 식중독에는 살모넬라균이나 장관출혈성 대장균에 의한 세균성 대장염, A형간염 바이러스에 의한 것 외에도 고래회충 등의 기생충에 의한 것이 있다.

비감염성설사는 약제성 설사, 음식물 알레르기, 유당불내증 외에도 지질의 과잉 섭취나 폭음폭식으로 생길 수도 있다.

만성설사는 **과민성대장증후군**(p.166), 크론병, 궤양성대장염, **대장암**(p.168), 내분비종양 등이 원인으로 적절한 치료가 필요하다.

탈수 상태의 예방과 개선이 중요

설사의 치료 기준은 장을 쉬게 하는 절식과 수액에 의한 영양과 수분 공급이다. 설사를 하면 수분과 미네랄이 흡수되지 못한 채 밖으로 빠져 나와 버려서 **탈수 증상**이 생긴다. 장을 쉬게 하려면 식사는 피하는 편이 좋고, 구역을 동반하는 경우도 많아서 경구 섭취는 적절하지 않다.

설사는 장의 내용물을 몸에서 **빨리 빼내기** 위해서 발생하는 것으로 볼 수 있다. 따라서 스스로 판단해서 지사제를 먹는 것은 바람직하지 않다. 심한 설사의 경우에는 빨리 의사의 진단을 받아 적절한 치료를 하는 것이 중요하다.

시험에 나오는 어구

설사
수분이 많은 변이 자주 나오는 것. 급성과 만성으로 나눌 수 있다. 그리고 급성설사는 감염성과 비감염성으로 나눠진다. 일상적으로는 급성감염성 설사는 노로바이러스로 인한 대장염 등 식중독에 의한 것이 많다.

키워드

노로바이러스
조개류에 많은 바이러스로 소량의 바이러스로 감염되고 심한 설사를 일으킨다. 겨울에 유행한다.

캄필로박터 감염증
닭고기나 닭 간에 있는 세균으로 고기를 날것으로 먹으면 감염되어 설사를 일으킨다. 감염 후에 길랑바레증후군이 생기기도 한다. 제대로 익히면 예방할 수 있다.

메모

수분이 많은 변이 나올 경우
1~2회, 묽은 변이나 걸쭉한 변과 같은 형태가 가벼운 변이 나오더라도 이후 배변이 멈추고 복통이나 발열 등의 증상이 없다면 대부분 걱정할 필요는 없다.

설사의 분류

설사는 급성과 만성으로 나눠진다. 급성설사에는 감염성과 비감염성이 있다.

급성설사

감염성설사

노로바이러스, 캄필로박터균, 장관출혈성대장균, A형간염바이러스, 고래회충 등의 감염에 의한 설사

비감염성설사

약제성설사, 식물성알레르기, 유당불내증, 지질의 과잉섭취나 폭음폭식 등에 의한 설사

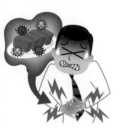
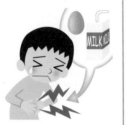

만성설사

설사나 배가 살살 아픈 상태가 지속되는 것. 과민성대장증후군, 크론병, 궤양성대장염, 대장암, 내분비종양 등이 원인이 된다.

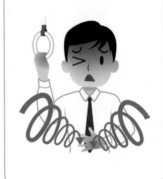

설사의 치료 기준

설사를 심하게 했을 때는 장을 쉬게 하기 위해서 금식한다. 경구 섭취를 하지 못하기 때문에 설사로 잃게 된 수분과 미네랄, 필요한 영양소를 수액으로 공급한다.

금식

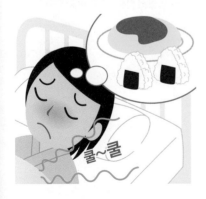

수액에 의한 수분, 미네랄, 영양소의 공급

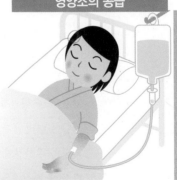

소화기관에 발생하는 증상

구역·구토

POINT
- ●구토는 위의 내용물을 뱉어내는 것, 속이 불쾌하고 울렁거리는 상태가 구역이다.
- ●유해물질 등에 의한 구토중추가 자극을 받아서 나타나는 반사성구토가 있다.
- ●뇌압항진이나 항암제 등에 의해 발생하는 중추성구토가 있다.

반사성구토와 중추성구토가 있다

위의 내용물이나 심한 경우에는 말단에 있는 십이지장의 내용물까지 뱉어내는 것이 **구토**이고, 속이 울렁거리는 불쾌한 상태가 **구역**이다. 보통 소화관의 내용물은 입에서 항문을 향해 일방통행을 하는데, 구토는 역행하는 것이다.

몸에 유해한 것이 위로 들어갔을 때나 과식으로 위가 과도하게 늘어났을 때 생기는 구토는 뇌의 연수에 있는 **구토중추**에서 **구토반사**가 일어나서 발생하는 것으로 **반사성구토**라고 한다. 멀미나 어지러운 상태를 동반하는 구토도 반사성구토이다.

뇌졸중 등에 의한 **두개내압항진**, 뇌의 감염증, 항암제 등의 약물, 강한 정신적 스트레스나 심한 냄새 등으로 생기는 구토는 구토중추가 직접 자극되어 발생하는 **중추성구토**이다.

횡격막과 복근이 수축, 위가 역연동

반사성구토는 위의 점막에 있는 **화학수용기**가 유해한 화학물질을 감지하거나 위벽의 **신전수용기**가 과도하게 늘어난 위를 감지해서, 그 정보가 구토중추로 전달되면 일어나는 구토반사에 의해서 생긴다.

구토반사가 일어나면 먼저 미주신경의 전달에 따라서 성문이 닫히고, 하부식도괄약근이 열린다. 또한 횡격신경의 전달에 따라서 횡격막과 늑간근이, 늑간신경의 전달에 따라서 복직근이 갑자기 강하게 수축해서 복압이 높아진다. 그리고 미주신경의 전달에 따라서 위에 역연동이 발생해 위의 내용물을 한 번에 뱉어내는 것이다.

 시험에 나오는 어구

구토중추
뇌의 연수에 있다. 위의 화학수용기나 신전수용기 등에서 전달된 정보로 자극을 받아 구토반사가 일어나서 구토가 발생한다.

구토반사
유해물질이 위로 들어가거나 위가 과신전을 일으키는 것이 구토중추로 전달되면 발생한다. 소화관이나 복근 등에 명령을 내려서 구토를 일으킨다.

 키워드

두개내압항진
뇌출혈이나 뇌종양, 골수액 순환에 이상이 생겨서 두개골 속의 압력이 높아진 상태. 구토가 주요 자각 증상 중 하나. 사망할 수도 있다.

화학수용기
위의 점막에 있고, 위에 들어간 유해한 화학물질을 감지하는 센서.

신전수용기
위벽에 있다. 위벽이 늘어나는 것을 감지하는 센서.

구토의 기전

구토에는 구토중추에서 구토반사가 일어나는 반사성구토와 구토중추가 직접 자극을 받아서 생기는 중추구토가 있다. 각각 발생하는 기전은 다음과 같다.

반사성구토

위의 수용기가 유해물질이나 위벽의 과신전을 감지하고 그 정보가 연수의 구토중추로 전달되면 구토반사가 일어난다.

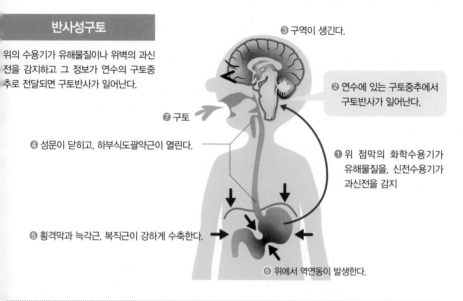

❸ 구역이 생긴다.

❷ 연수에 있는 구토중추에서 구토반사가 일어난다.

❼ 구토

❹ 성문이 닫히고, 하부식도괄약근이 열린다.

❶ 위 점막의 화학수용기가 유해물질을, 신전수용기가 과신전을 감지

❺ 횡격막과 늑각근, 복직근이 강하게 수축한다.

❻ 위에서 역연동이 발생한다.

중추성구토

두개내압항진이나 항암제의 작용, 강한 스트레스나 심한 냄새 등이 구토중추를 직접 자극해서 구토를 일으킨다.

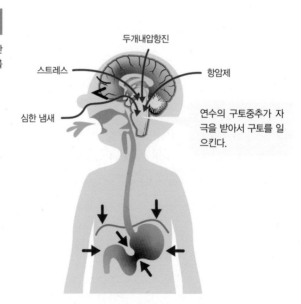

두개내압항진

스트레스

항암제

심한 냄새

연수의 구토중추가 자극을 받아서 구토를 일으킨다.

방귀

소화기관에
발생하는 증상

POINT
- 방귀의 정체는 흡입한 공기와 장내에서 발생한 가스이다.
- 위에서 산성 유미죽이 중화되었을 때 가스가 발생한다.
- 독한 냄새는 유해한 장내세균이 발생하여 나는 냄새이다.

흡입한 공기와 장내에서 발생한 가스가 방귀의 정체

방귀는 항문에서 나오는 가스이다. 누구나 하루에 몇 번이나 방귀를 뀐다. 개인차도 있고, 유난히 많이 나오는 날과 냄새가 지독한 날도 있다. 방귀의 정체는 흡입한 공기와 소화관 속에서 발생한 **가스**이다.

음식물과 같이 흡입한 공기는 대부분 트림으로 나오지만, 일부는 장으로 이동한다. 그리고 위에서 나온 산성 유미죽에 알칼리성 소화액이 분비되어 중화될 때 발생하는 가스나, **장내세균**이 **발효**와 **부패**를 일으켜서 발생하는 가스가 더해진다. 그러나 이것이 전부 방귀가 되는 것은 아니고, 장내 가스 대부분은 혈액 속에 흡수되고 방귀가 되는 것은 10% 정도라고 한다.

독한 냄새의 방귀와 독하지 않은 냄새의 방귀

방귀는 대부분이 질소로 산소, 이산화탄소, 수소, 메탄을 소량씩 함유한다. 이러한 가스는 냄새가 없다. 방귀의 독한 냄새는 **웰치균** 등의 유해한 장내세균이 발생시키는 것으로 유화수소, 이산화유황, 인돌, 스카톨 등의 냄새이다. 고기나 마늘, 부추, 파 등을 많이 먹었을 때나 변비로 장내에서 머무는 시간이 길어지면 냄새가 더 심해진다. 또한 설사할 때도 장내세균의 균형이 무너져서 정상적이지 않은 발효로 인해 이상한 냄새가 발생하기도 한다.

요구르트 등의 유산균 식품과 **식이섬유의 섭취**, **적당한 운동** 등으로 장의 건강을 유지하면 냄새가 줄어든다.

 시험에 나오는 어구

방귀
항문에서 나오는 가스를 말한다. 흡입한 공기와 장내에서 발생한 가스 중에서 혈액 속으로 흡수되지 않았던 것이 항문으로 나온다.

 키워드

발효와 부패
둘 다 큰 차이는 없다. 전부 세균과 곰팡이 등의 미생물이 어떤 물질을 분해하는 것. 사람한테 유용한 것을 발효, 유해한 것을 부패라고 한다.

웰치균
사람의 장내에 있다. 독한 냄새의 가스를 발생시키거나 설사 등의 문제를 일으킨다. 유해균이라고 부른다.

 메모

식이섬유도 과잉 섭취는 주의
식이섬유는 일부 장내세균이 분해하기 때문에 과잉 섭취하면 가스가 발생하고 방귀가 잦아질 가능성이 있다.

방귀가 나오는 구조

방귀는 음식물과 함께 흡입한 공기, 소화액의 작용으로 발생하는 가스, 장내세균이 발생시키는 가스가 방귀의 정체이다. 대부분은 트림으로 나오거나 장에서 흡수되어 내쉬는 숨으로 나온다. 방귀가 되는 것은 10% 정도이다.

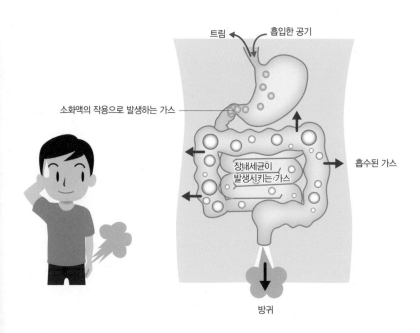

트림 | 흡입한 공기

소화액의 작용으로 발생하는 가스

흡수된 가스

장내세균이 발생시키는 가스

방귀

방귀 냄새가 지독해지는 원인

- 변비
- 고기만 먹는다.
- 채소를 먹지 않는다.
- 부추나 파, 마늘 등의 향이 강한 채소를 과잉 섭취한다.
- 장내세균총의 균형이 무너졌다(식생활 문제나 스트레스 등).
- 설사 등

소화관 출혈

POINT
- 상부소화관의 출혈이 입구에서 나오면 토혈, 항문에서 나오면 하혈이라고 한다.
- 하부소화관의 출혈이 항문으로 나오는 것을 혈변이라고 한다.
- 토혈과 혈변은 소화관의 궤양과 염증, 암 등의 질병을 추정할 수 있다.

토혈과 하혈은 식도, 위, 십이지장까지의 출혈

피를 뱉어내거나 토사물에 혈액이 섞여 있는 것을 **토혈**이라고 한다. 기침과 함께 입에서 피가 나오는 것은 토혈이 아닌 **객혈**로 기도의 출혈이 원인이다. 객혈은 혈액의 색이 선명하고 기포나 가래 등이 섞여 있는 것이 특징이다.

토혈은 식도에서 위, 십이지장까지의 어딘가에서 출혈이 일어난 것을 나타낸다. 식도까지에서 발생한 출혈은 선명한 붉은색이지만, 위에서 발생한 출혈은 위에서 일정 시간 머무는 동안 산성으로 변해 붉은색에서 흑갈색으로, 그리고 **커피찌꺼기** 색처럼 변색한다. 토혈을 일으키는 질병으로 빈도가 높은 것은 **위·십이지장궤양**이나 **급성위점막병변** 등이 있다.

하혈은 항문에서 **흑색변**(타르변)을 배설하는 것을 말한다. 식도에서 위, 십이지장 사이에서 출혈했다고 여겨진다.

혈변은 소장 또는 대장에서 나오는 출혈

항문에서 선혈을 출혈하는 것이 혈변이다. 변에 붉은 혈액이 있을 경우에는 치핵일 가능성이 있고, 다량의 혈액이 나오거나 변과 붉은 혈액이 섞여 있으면 소장과 대장의 출혈이 의심된다.

혈변이 생기는 질병에는 소화관 어딘가의 궤양이나 **암**, **폴립**, **이질아메바**나 **캄필로박터** 등에 의한 **감염성대장염** 등이 있다. 또한 만성질환의 궤양성대장염이나 크론병, 장벽에서 밖으로 작은 주머니 모양의 빈 공간이 불거져 나오는 게실이라는 질병도 혈변을 일으킨다.

 시험에 나오는 어구

토혈
소화관에서 출혈한 혈액을 입에서 뱉어내는 것. 식도나 위, 십이지장까지의 어딘가에서 출혈했다고 보인다. 위에서 발생한 출혈이 위산으로 변하면 흑갈색에서 커피찌꺼기 색으로 변한다.

하혈과 혈변
소화관에서 출혈한 혈액이 항문으로 나온 것. 항문에서 가까운 곳의 출혈은 선홍색이고, 멀어질수록 어두운 색이 되고 혈변으로 불린다. 위 등의 상부소화관에서 발생한 출혈은 검고, 하혈 또는 흑색변(타르변)으로 불린다.

 키워드

객혈
기도 어딘가에서 발생한 출혈이 기침과 함께 입으로 나오는 것. 기포나 가래가 섞여 있다.

커피찌꺼기 색
커피찌꺼기 색이란 커피를 내리고 남은 찌꺼기 색을 말린다. 위에서 나온 토혈 색이 커피찌꺼기 색처럼 보이는 것.

토혈과 혈변의 원인 질환

토혈은 피를 구토하는 것, 하혈은 흑색변(타르변)을 배변하는 것으로 식도에서 십이지장까지의 소화관에서 발생한 출혈이 원인이다. 혈변은 소장에서 항문까지에서 발생한 출혈이 배설되는 것을 말한다.

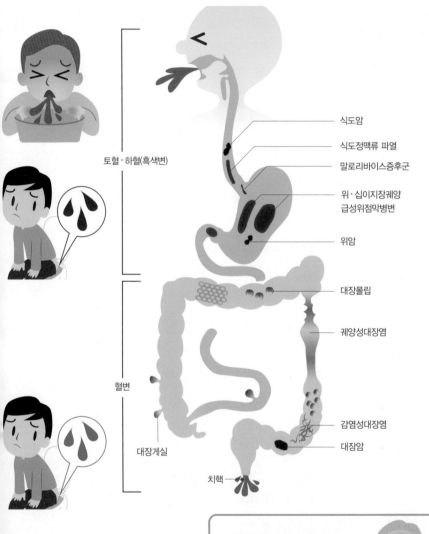

토혈·하혈(흑색변)

식도암
식도정맥류 파열
말로리바이스증후군
위·십이지장궤양
급성위점막병변
위암

혈변

대장폴립
궤양성대장염
감염성대장염
대장암

대장게실

치핵

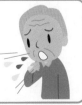

객혈과 토혈은 다르다

기침과 함께 피가 나오는 것은 객혈로 기도에서 발생한다.

황달

- 온몸의 피부나 눈 흰자위가 노란색으로 변하고 몸이 가렵다.
- 황색 빌리루빈이 혈액 속에서 증가하는 것이 원인이다.
- 용혈성 황달, 간세포성 황달, 폐색성 황달로 나눠진다.

온몸의 피부나 눈 흰자위가 노란색으로 변한다

온몸의 피부나 눈 흰자위 부분(결막)이 노란색으로 변하는 것이 **황달**이다. 어떤 원인으로 황색 **빌리루빈**의 혈중농도가 상승하는 것이 원인이다. 황달이 생기면 피부가 가렵거나 소변이 갈색이 되고, 변이 하얗게 되기도 한다.

빌리루빈은 담즙 성분으로 적혈구 속의 헤모글로빈을 재활용한 것이다. 오래된 적혈구가 비장 등에서 파괴되고, 그 속에 있던 헤모글로빈이 밖으로 꺼내져서 **간접빌리루빈**이 된다. 간접빌리루빈은 간으로 운반되어 **직접빌리루빈**이 되고, 담즙이 되어 간관, 담낭, 총담관을 거쳐 십이지장으로 흘러간다. 황달은 이 과정의 어딘가에서 이상이 생겨서 발생한다.

간접빌리루빈과 직접빌리루빈의 비율이 중요

황달은 빌리루빈의 생성에서 배설까지의 과정 중 문제가 있는 곳에 따라서 **용혈성 황달, 간세포성 황달, 폐색성 황달**로 나눠진다. 혈액 속 빌리루빈의 경우 용혈성 황달에서는 간접빌리루빈이, 간세포성 황달과 폐색성 황달에서는 직접빌리루빈이 높아진다.

용혈성 황달은 적혈구가 파괴되어 간접빌리루빈이 과도하게 생기는 것이 원인으로 여겨지고, 용혈이 의심된다. 간세포성황달은 빌리루빈 대사의 태생적인 문제, 간세포에서 생성된 간즙이 간소엽에서 모세담관으로 배설되는 곳의 장애, 간내담관 어딘가의 폐색 등을 원인으로 생각할 수 있다. 폐색성 황달은 간에서 나온 담관 어딘가가 막혀 있을 가능성이 있다.

황달
혈액 속의 빌리루빈 농도가 상승해서 온몸의 피부와 눈 흰자위가 노랗게 변한다. 객혈이나 폐렴, 담도의 폐색 등이 의심된다.

용혈성 황달, 간세포성 황달, 폐색성 황달
혈액속의 빌리루빈 농도가 높아지는 원인이 어디에 있는지에 따른 분류. 용혈성 황달은 객혈, 간세포성 황달은 간염 등, 폐색성 황달은 담도의 폐색 등이다

간접빌리루빈
췌장에서 헤모글로빈을 대사해서 생긴 빌리루빈. 비포합형 빌리루빈이라고도 한다. 간에서 글루쿠론산 포합하기 전의 빌리루빈.

직접빌리루빈
간에서 글루쿠론산 포합의 처리가 끝난 빌리루빈. 담즙에서 나온 것.

포합형·비포합형
글루쿠론산 포합이라는 화학적 처리가 되었는지 안 되었는지를 뜻함. 글루쿠론산 포합은 간이 하는 일이므로 처리 결과 수용성으로 변한다.

황달의 분류

황달은 혈액 속의 빌리루빈이 증가해서 발생한다. 빌리루빈의 생성과 분비 과정에서 어디에 문제가 있는지에 따라서 용혈성 황달, 간세포성 황달, 폐색성 황달로 분류할 수 있다.

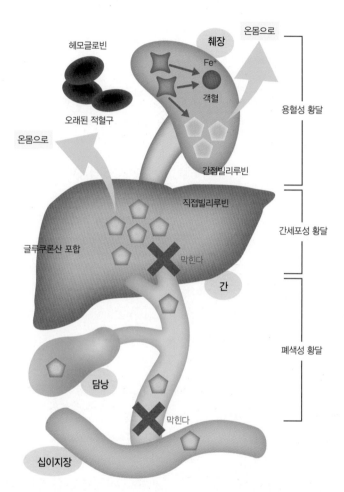

COLUMN ### 귤을 많이 먹어서 노랗게 변하는 것은 황달이 아니다

귤을 많이 먹으면 손바닥이나 발바닥 등이 노랗게 변하기도 한다. 이것은 귤에 함유된 황색 카로티노이드 색소가 피부에 쌓이는 감피증이다. 간에 생긴 질병으로 인한 황달과는 달리 눈 흰자위가 노랗게 되는 일은 없다. 다른 질병이 있어서 감피증이 되기 쉬운 경우를 제외하면 기본적으로 무해하고, 귤을 적게 먹으면 낫는다.

내시경의 발달과 소화관 질환의 조기 발견과 치료

소화관 질병의 조기 발견에는 가늘고 좁은 관 끝에 붙어 있는 카메라로 소화관 속을 관찰하는 내시경을 빼놓을 수 없다. 내시경의 발달과 함께 위암도 더욱 빨리 발견되고, 사망률 저하에 큰 기여를 했다.

내시경과 비슷한 기구는 이미 기원전 1세기 로마시대의 유적에서도 발굴되었다고 한다. 그러나 현대의 내시경으로 발전하는 계기가 된 기구가 만들어진 것은 19세기에 막대기처럼 곧은 금속관을 사용한 것으로 직장이나 요관, 귀, 구강 등의 관찰을 했다는 기록이 남아 있다고 한다. 내시경은 영어로 'endoscope'라고 하는데, 이 이름이 등장한 것도 19세기 중엽이다. 하지만 그 당시 기기는 질병을 진단할 수 있을 정도로 실용적인 것은 아니었다고 한다.

1950년에 일본 대학병원과 민간 광학기기 제품회사가 협력해서 의료용 내시경 개발에 착수했다. 시행착오 끝에 완성한 것이 구부릴 수 있는 관 끝에 소형전구와 렌즈가 붙어 있고, 손잡이에 있는 셔터를 눌러서 작은 흑백필름 사진을 찍는 위 카메라였다.

내시경의 성능이 갑자기 향상된 것은 1960년대 미국에서 개발된 유리섬유이다. 아무리 구부려도 끝에서 끝까지 빛이 전달되는 유리섬유를 내시경에 응용한 것으로 의사는 실시간으로 소화관 속을 관찰할 수 있게 되었다.

그리고 다양한 분야의 기술혁신에 힘입어 내시경은 더욱 자세하게, 사진은 선명하게, 정지영상에서 동영상 기록까지 가능해지고, 조작기술도 향상되어 위만이 아닌 십이지장과 대장, 기관지 등의 조사에도 응용되었다. 더 나아가 단지 관찰만이 아닌 관 끝에서 가위나 겸자 등을 꺼내어 치료도 할 수 있게 되었다.

그러나 이러한 내시경으로는 공장과 회장의 관찰은 못했다. 그래서 등장한 것이 일회용 캡슐 내시경이다. 먹으면 캡슐이 소화관 속을 이동하면서 촬영하고, 영상 데이터를 외부 수신기로 보낸다. 마지막에 캡슐은 배설된다.

6장

소화기관의 대표 질환

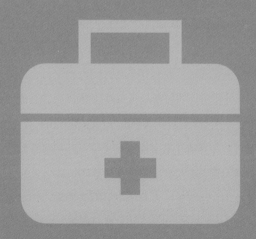

인두암

POINT
- 상인두암, 중인두암, 하인두암으로 나눠진다.
- 담배, 알코올, 바이러스 감염이 인두암 발생과 관련이 있다.
- 증상은 목의 위화감이나 통증, 음식물의 삼킴 장애가 있다.

위험 인자는 담배, 알코올, 바이러스 감염

인두암은 입 안쪽에 생기는 암으로 상인두암, 중인두암, 하인두암으로 나눠진다.

원인으로는 담배나 알코올, 특정한 종류의 바이러스 감염과 관련이 있다고 여겨진다. 인두는 기체도 통과하기 때문에 흡연으로 인두 점막이 발암물질이 있는 담배 연기에 노출된다. 또한 알코올은 알코올 그 자체가 점막을 자극할 뿐만 아니라 알코올이 대사되는 도중에 생기는 **아세트알데히드**(p.90)의 영향도 크다. 또한 인두암 발생은 **EB바이러스**와 **인간 유두종바이러스**(HPV)의 감염과도 관계가 있다.

진행되면 음식물이 목을 넘기기 어려워진다

증상은 암의 진행 정도나 암이 생기는 장소에 따라서 다르다. 초기에는 대부분 무증상이거나 목에 위화감이나 통증을 느끼는 정도이다. 진행되면 암이 인두의 통과를 방해해서 음식물이 목을 넘기기 어려워진다. 상인두암에서는 귀와 코를 연결하는 귀관이 압박당해서 귀가 막힌 느낌이 들고, 하인두암에서는 암이 인두로 확장되어 목이 쉰다.

치료는 암의 절제와 항암제의 투여, 방사선 치료를 단독으로 또는 조합으로 이루어진다. 수술로 식사나 발성에 영향이 생길 수 있고, 절제한 부분의 재건이나 기능을 회복시키는 치료와 재활도 중요하다.

시험에 나오는 어구

인두암
인두에 생기는 암. 부위에 따라서 상인두암, 중인두암, 하인두암으로 나눠진다. 진행 정도는 종양의 크기나 림프절의 전이, 폐나 뼈로의 전이 유무 등으로 정해진다.

키워드

EB바이러스
학교에서 예방해야 할 전염병 중 하나. 대부분은 무증상이거나 감기 증상이 생기는 정도이지만, 발열이나 림프절이 붓는 증상이 계속되는 전염성단핵증을 일으키기도 한다.

인간 유두종바이러스
자궁경부암의 원인으로 알려져 있다. 성행위로 감염된다.

인두암의 분류

인두암은 암이 생기는 장소에 따라서 상인두암, 중인두암, 하인두암으로 나눠진다.

상인두암

남성에게 많다. 코와 귀에 증상이 나타나기 쉽다. 코피, 귀가 막히는 느낌이 나거나 삼출성중이염 등이 나타난다. 특히 EB바이러스 감염과 관계가 깊다. 경부림프절로 전이되기 쉽다. 수술은 어렵고, 방사선 치료가 중심이다.

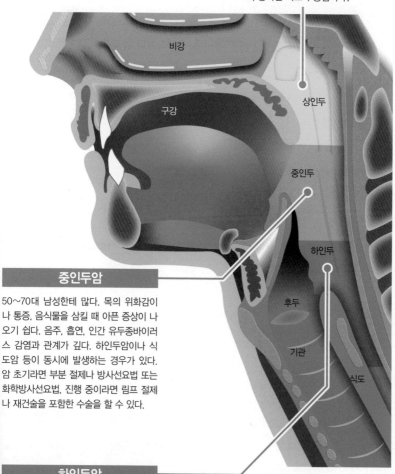

비강

구강

상인두

중인두

하인두

후두

기관

식도

중인두암

50~70대 남성한테 많다. 목의 위화감이나 통증, 음식물을 삼킬 때 아픈 증상이 나오기 쉽다. 음주, 흡연, 인간 유두종바이러스 감염과 관계가 깊다. 하인두암이나 식도암 등이 동시에 발생하는 경우가 있다. 암 초기라면 부분 절제나 방사선요법 또는 화학방사선요법, 진행 중이라면 림프 절제나 재건술을 포함한 수술을 할 수 있다.

하인두암

부위에 따라서 남녀 차나 요인에 차이가 있다. 대부분은 인두와의 경계 근처에서 생기는 것으로 남성은 음주가 위험 요인이다. 후벽에 생기는 것은 고령 남성에게 많다. 인두의 전벽에 생기는 것은 여성에게 많다. 진행되면 음식물을 삼키기 어렵고, 목소리가 쉬는 등의 증상이 나타난다. 일찍 림프절로 전이된다. 초기라면 화학방사선 치료나 부분 절제, 진행 중이라면 림프절 절제나 재건술을 포함한 수술을 선택할 수 있다.

미란성식도염·위식도역류질환

- 위식도역류질환은 산성인 위의 내용물이 식도로 역류하는 질병이다.
- 속 쓰림, 위산 과다증, 가슴 통증, 목의 이물감 등이 생긴다.
- 점막에 미란이 있는 미란성식도염과 미란이 없는 NERD가 있다.

식도점막에 염증이 있는 경우와 없는 경우가 있다

강산성인 위의 내용물이 식도로 역류해서 점막을 자극하거나 염증을 일으켜 위에서 신물이 올라오는 위산과다증이라 불리는 증상이 나타나는 것을 위식도역류질환이라고 한다.

위식도역류질환 중에서 내시경 검사로 식도 점막에 빨갛게 부은 모습(미란)이 확인되는 것을 미란성식도염이라고 한다. 미란성식도염은 비만이 되기 쉬운 중장년 남성한테 많이 나타난다. 한편 미란이 없는 경우도 있는데, 이것을 비미란성 위식도역류질환(NERD)이라고 한다.

식도와 위의 경계에는 위의 역류를 막는 하부식도괄약근(p.38)이 붙어 있는데, 과식이나 고령화, 지질이 많은 식사 등에 의해서 이 괄약근이 느슨해져서 역류를 일으키는 것이다.

과식 방지나 감량 등의 생활습관 개선이 필요

증상에는 속 쓰림이나 위산과다증 외에 가슴 통증, 기침, 천명(숨 쉴 때 쌕쌕거림), 목의 이물감, 귀 통증 등이 있다.

치료는 위산을 억제하는 약에 의한 약물 치료와 과식하지 않기, 야식하지 않기, 먹고 바로 눕지 않기, 체중 감량, 금연 등의 생활습관 개선이 중심이다. 심한 경우에는 내시경 등으로 수술을 하는 경우도 있다.

속 쓰림이나 가슴 통증은 허혈성심질환 증상이기도 하다. 강한 속 쓰림을 느꼈을 때는 단순한 과식이나 식도 역류로 단정하지 말고 병원에서 진찰을 받도록 한다.

시험에 나오는 어구

위식도역류질환
위의 내용물이 식도로 역류해서 속 쓰림 등의 증상을 일으킨다. 식도 점막에 미란이 있는 것을 미란성식도염, 없는 것을 비미란성 위식도역류질환(NERD)이라고 한다.

미란성식도염
위식도역류질환 중 식도하부 점막에 미란이 확인되는 것. 비만이 되기 쉬운 중장년 남성에게 많다.

비미란성 위식도역류질환(NERD)
위식도역류질환 중에서 식도하부 점막에 미란이 없는 것. 속 쓰림 등의 자각증상이 강하다. 과민해진 식도 점막이 위산으로 자극받는 것이 원인이다. 마른 체형의 젊은 여성한테 많다. Non-Erosive Reflux Disease의 머리글자.

키워드

허혈성심질환
심장에 혈액을 보내는 관상동맥이 좁아지거나 막혀서 심장에 충분한 산소가 전달되지 않는 질병. 심근경색이나 협심증 등을 말한다. 심근경색은 속 쓰림이나 가슴 통증 등이 위식도역류질환과 비슷한 증상이 나타난다.

위식도역류질환의 가전

식도 하부에 있는 하부식도괄약근이 꽉 조여지지 않게 되어서 위 내용물이 식도로 역류해 속 쓰림 등의 증상이 나타난다.

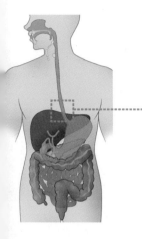

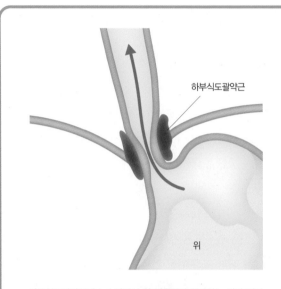

하부식도괄약근

위

하부식도괄약근이 느슨해져서 위 내용물이 역류하는 것이 위식도역류질환이다. 식도 점막에 미란이 확인되는 것이 미란성식도염, 미란이 없는 것이 비미란성 위식도역류질환이다.

위식도역류질환의 증상

- 속 쓰림
- 위산 과다증(신물이 올라온다)
- 가슴 통증
- 기침
- 천명(숨 쉴 때 쌕쌕거린다)
- 목의 이물감
- 귀의 통증 등

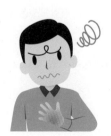

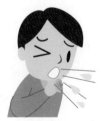

식도암

POINT
- 자각 증상이 잘 나타나지 않아서 조기 발견이 어렵다.
- 50대 이후의 남성에 많고, 흡연과 음주가 위험 요인이다.
- 수술과 항암제 치료와 방사선 요법을 조합해서 치료한다.

조기 발견이 어려운 암 중 하나

식도암의 경우 초기에는 증상이 전혀 없고, 있다고 해도 음식물을 삼킬 때 통증이 느껴지는 정도가 대부분이라 조기 발견이 어려운 암이라고 한다. 고형물을 삼키기 어렵고, 목에 이물감이 느껴지고, 살이 **빠지**는 등의 전형적인 증상은 식도암이 어느 정도 진행된 후에 나타난다. 또한 진행이 빠른 경향이 있고, 소화기암 중에서는 사망률이 높은 암 중 하나이다. 한편으로 **내시경 검사**가 발전한 덕분에 건강검진 등으로 조기에 발견되는 경우도 증가하고 있다.

식도암이 되기 쉬운 위험 인자로 흡연과 음주를 들 수 있다. 뜨거운 것을 먹는 습관이나 채소나 과일의 섭취 부족도 관련이 있다. 또한 50대 이후 남성에 많은 경향이 있다.

진행 단계에 맞춰서 치료 선택

암이 식도 벽의 어디까지 깊게 파고들었는지, 림프절이나 원격으로 **전이**했는지, 주변 장기로 **침윤**했는지 등으로 진행 정도를 평가해서 치료 방법을 정한다.

암이 점막 내에 체류하는 것이 초기, 점막하층을 넘어서 근층에 도달한 것이 진행 암이다(p.157).

치료는 수술에 의한 절제와 항암제에 의한 치료, 방사선요법을 단독, 또는 조합으로 시행한다. 수술이 가능한 경우라도 환자가 고령이거나 기초 질환을 가지고 있으면, 항암제의 치료와 방사선요법을 병행한 **화학방사선요법**을 선택하기도 한다.

 시험에 나오는 어구

식도암
식도에 발생하는 암. 초기에는 자각 증상이 적어서 조기 발견이 어렵다. 50대 이후의 남성에 많다. 흡연이나 음주가 위험 요인.

 키워드

전이
암이 원발 부위(처음 발생한 장기)에서 다른 곳으로 퍼져 나간 것.

침윤
암세포가 주변에 스며들 듯이 퍼져 가는 것.

화학방사선요법
항암제에 의한 치료를 화학요법이라 하고, 이것에 방사선요법을 병행하는 것을 화학방사선요법이라고 한다. 화학방사선요법과 수술을 병행하기도 한다.

 메모

내시경으로 조기 발견
특수한 빛을 비추면서 점막을 관찰하면 병변이 떠오르는 협대역광 관찰(NBI)이 개발되면서 건강검진 등으로 식도암이 발견되는 경우가 증가하고 있다.

식도암 증상

초기에는 무증상인 경우가 많다. 술을 마시면 목에 통증을 느끼는 경우가 있다. 진행되면 고형물을 삼키기 어려운 증상이 나타난다.

초기

- 거의 무증상
- 술을 마시면 목에 통증이 느껴진다.

진행 중인 암

- 고형물을 삼키기 어렵다.
- 목에 이물감을 느낀다.
- 살이 빠진다.
- 목이 쉰다(천명).
- 기침, 가슴 통증 등

식도암의 진행 단계와 치료 방법

전이 벽심달도	N0 림프절 전이 없음	N1 제1군 림프절만	N2 제2군 림프절까지	N3 제3군 림프절까지	N4 제3군 림프절 에서 먼 곳	M1 원격 전이 있음
T0,T1a 점막 내	0					
T1b 점막하층까지	I	II	II		IVa	IVb
T2 고유근층까지	II			III	IVa	IVb
T3 외막에 침투	II		III	III	IVa	IVb
T4a 흉막·심막 등에 침투	III	III			IVa	IVb
T4b 대동맥·기관 등에 침투	IVa					IVb

◻ : 내시경에 의한 절제

◻ : 수술 또는 화학방사선요법

◼ : 화학방사선요법 또는 증상 완화 치료

※림프절의 제1군~제3군의 분류는 원발 부위에 따라서 다르다. 대체로 제1군은 원발 부위에서 가깝고, 제3군은 멀다.

파일로리균 감염증

POINT
- 파일로리균은 산성이 강한 위 속에서 자신의 주변을 중화해서 서식한다.
- 위축성위염이 발생하고, 위암으로 발전하기도 한다.
- 간단한 검사로 감염을 확인하고 항균제 등으로 제균한다.

위염 등을 일으키는 파일로리균

소위 **파일로리균**은 **헬리코박터파일로리**라는 세균으로, 편모라 불리는 수염처럼 생긴 꼬리를 가지고 있고, 이것을 나선형으로 빙글빙글 돌리면서 헤엄쳐 다니는 것이 특징이다.

파일로리균은 위에 서식한다. 위 속은 강한 산성이라서 세균이 살 수 없는데, 파일로리균은 그 속에서 서식한다. 이유는 파일로리균이 우레아제라는 효소로 위액에 함유된 요산을 분해해서 알칼리성인 암모니아로 만들어 자신 주변의 산을 중화시킬 수 있기 때문이다.

파일로리균이 위 속에 있는 것만으로 특별한 증상은 나타나지 않는다. 그러나 파일로리균이 있으면 서서히 위 점막이 얇아지는 **위축성위염**이 발생하거나 위·십이지장궤양이나 위암으로 발전한다. 그것은 파일로리균을 제거하려는 면역세포가 파일로리균이 아닌 자신의 위 점막을 공격해서 상처를 입히기 때문이라고 여겨진다.

감염 사실을 알았다면 제균한다

고령화와 더불어 감염률은 60대 이상에서 60% 정도이다. 감염 여부는 위 점막에서 검체를 채취해서 파일로리균의 우레아제가 있는지 없는지를 검사하는 신속 우레아제 검사나 특별한 표시를 한 탄소분자 포함 요소를 사용해서 그것이 파일로리균에 의해 분해되는지를 조사하는 **요소호기검사** 등으로 알 수 있다.

위염이나 위·십이지장궤양 등은 파일로리균이 원인이다. 파일로리균의 감염이 확인된 후에는 항균제 등을 투여해서 제균한다.

시험에 나오는 어구

헬리코박터파일로리
파일로리균이라 불린다. 나선형으로 빙글빙글 움직이는 편모를 가지고 있다. 강한 산성의 위액 속의 요소를 분해해서 알칼리성의 암모니아로 만들어 자신의 주변을 중화시켜서 서식한다.

위축성위염
위의 점막이 서서히 얇아지는 질병. 파일로리균 감염 대부분에서 나타난다. 점막의 세포가 교체되고 그 자리에서 위암이 발생할 가능성이 있다.

메모

헬리코
헬리코박터의 헬리코는 나선이라는 의미. 헬리콥터도 같은 의미에서 비롯.

파일로리균의 제균
우선 제1차 제균법을 7~14일간 시행해서(70~80% 성공) 제균하지 못한 경우에는 약제를 바꿔 제2차 제균법을 시작한다(90%정도 성공).

파일로리균 감염증의 특징과 요인

파일로리균은 위 속에서 서식한다

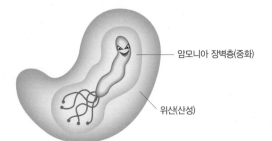

암모니아 장벽층(중화)

위산(산성)

파일로리균은 우레아제라는 효소로 위액 속의 요소를 분해해서 알칼리성 물질로 만들어 자신의 주변에 있는 산을 중화시켜서 서식한다.

감염률은 고령자가 더 높다

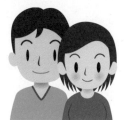

20대는 15%

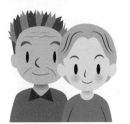

60대 이상은 60%

파일로리균의 감염률은 20대에서는 15%, 40대는 35% 정도이지만, 60대 이상은 60% 이상이나 된다.

위축성위염에서 위암이 발생한다

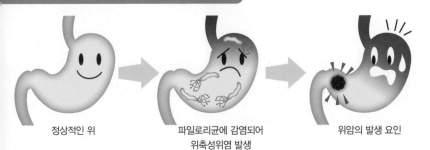

정상적인 위

파일로리균에 감염되어 위축성위염 발생

위암의 발생 요인

파일로리균에 감염되면 위축성위염을 일으킨다. 위축성위염은 위암 발생률을 높이는 위험 요소이다.

159

위염

POINT
- 급성위염과 만성위염으로 나눠진다.
- 급성위염 상태는 급성위점막병변이라고 부른다.
- 만성위염은 위 점막이 위축되어 위액의 분비가 감소한 상태이다.

갑자기 발생하는 위점막병변

　위염은 크게 **급성위염**과 **만성위염**으로 나눠진다. 급성위염은 갑자기 복통이 생기고, 가끔 구역이나 구토를 동반하며, 심한 경우에는 토혈하는 상태이다. 내시경으로 들여다 보면 위의 점막이 붉어져 있고, 미란이나 부종, 궤양이 다발해 있는 것을 확인할 수 있다. 이러한 상태를 최근에는 **급성위점막병변**이라고 부른다.

　급성위점막병변의 원인 대부분은 NSAIDs라는 그룹의 소염제 복용이나 알코올의 과음, 스트레스 등이다. 그 밖에 **파일로리균 감염**(p.158)이나 고등어 등을 날것으로 먹어서 생긴 **고래회충 감염** 등이 원인이 되기도 한다. 급성위점막병변은 NSAIDs의 복용을 멈추고, 음주를 줄이는 등 원인을 제거한 후에 위산을 억제하는 약을 복용해서 치료한다.

위의 기능이 약해진 만성위염

　만성위염은 위 점막에 만성적 염증이 생겨서 점막이 위축되면서 상복액의 분비가 감소하는 질병이다. 만성적으로 식욕부진, 속더부룩함, 상복부팽만감, 트림 등의 증상이 나타나고, 위통을 동반하기도 한다. 파일로리균 감염이 주요 원인이다.

　내시경 검사로 위 점막의 위축 정도, 미란과 위궤양의 유무, 암이 숨어 있지 않은지를 검사한다. 그리고 위산을 억제하는 약이나 위 점막을 보호하고 회복하는 약, 소화를 도와주는 소화효소를 복용한다. 연동운동이 약해진 경우에는 그것을 개선하는 약을 사용해서 치료한다.

 시험에 나오는 어구

급성위점막병변
갑자기 복통이나 구역, 토가 발생하고, 토혈을 반하기도 하는 증상으 위 점막에 발적, 미란, 양 등이 나타나는 증ᐢ 급성위염 상태를 이렇 부른다.

만성위염
위 점막의 만성적인 염으로 점막이 위축되어 액 분비가 저하된 상태.

 키워드

NSAIDs
비스테로이드성 항염증ᐢ 이라는 의미. 진통제로 리 사용되는 약으로 로 프로펜, 디클로페낙, 인 메타신 등이 알려져 있ᐠ

급성위염 · 급성위점막병변

위염은 급성과 만성으로 나눠진다. 급성위염은 급성위점막병변으로 불린다. 스트레스나 음주, 파일로리균감염 등이 원인이다.

■ 급성위염 · 급성위점막병변

원인 · 발생 위험 요인	주요 증상
● NSAIDs의 부작용 ● 과음과 폭주 ● 스트레스 ● 파일로리균 감염 ● 고래회충 감염 ● 향신료의 과잉 섭취 등	● 갑작스러운 복통(심와부통증) ● 구역, 구토 ● 토혈 등

■ 만성위염

원인 · 발생 위험 요인	주요 증상
● 파일로리균 감염	● 식욕부진 ● 속더부룩함 ● 상복부팽만감 ● 트림 ● 위통 등

위암

POINT
- 위 점막에 생기는 암으로 발병률은 거의 변동이 없다.
- 파일로리균 감염, 염분의 과잉 섭취, 흡연 등이 위험 인자이다.
- 기본 치료는 절제이고 조기라면 내시경 수술도 가능하다.

파일로리균 감염이 중요한 위험 인자

위암이란 위 점막에 생기는 암을 말한다. 발병은 70세 이상에 많고, 최근에는 초기에 발견되는 경우가 늘어나 사망률은 낮아지고 있지만, **발병률**에는 거의 변동이 없다(여성은 다소 감소).

위암의 원인으로 최근 중요시되는 것은 **파일로리균 감염**(p.158)에 의한 **위축성위염**이다. 위축된 위 점막에는 세포가 원래 위 점막에 존재하던 것이 아닌 것으로 교체되고 그로 인해 암이 발생한다고 보인다. 그 밖에 염분의 과잉 섭취, 흡연, β카로틴 섭취 부족 등이 위험 인자로 여겨진다.

초기에는 대부분 무증상이지만, 위축성위염이 있으면 만성적인 식욕부진이나 속이 더부룩한 증상 등이 나타나기도 한다. 그러다가 복부불쾌감이나 위통, 구역이나 구토 등의 증상이 나타나고 체중이 줄면서 쉽게 피곤해진다. 또한 암 부분의 출혈로 **흑색변**이 나오기도 한다.

진행 단계를 판단해서 치료법을 결정한다

위의 조영 검사나 내시경 검사로 점막의 이상을 확인하고, 점막을 채취해서 조직을 검사한다. 또한 CT나 MRI, **뼈 스캔** 등의 검사로 림프절과 뼈 등으로의 전이를 확인하고 진행 단계를 판단한다.

치료의 기본은 암의 절제로 초기라면 내시경 수술이 가능하다. 다른 곳으로 전이했을 경우에는 수술은 못하고 항암제에 의한 치료가 중심이 된다.

시험에 나오는 어구

위암
위 점막에 발생하는 암. 위험 인자로 파일로리균 감염이 중요하다.

키워드

발병률
병에 걸린 사람의 비율. 인구 10만 명 중에 몇 명이 그 질병에 걸렸는지를 나타낸다.

흑색변
위에서 출혈하면 소화되어 검게 변한 혈액이 변에 섞여서 흑색변이 된다.

CT·MRI
영상진단. CT는 X레이를 사용해서, MR는 자기장을 사용해서 몸의 단면을 촬영한다. 찍은 영상으로 입체 영상을 구성하는 것도 가능하다.

뼈 스캔
방사성동위원소를 사용한 약물을 투여하고 뼈에 흡수되는 상태를 조사하는 검사. 전이된 암세포는 약물을 많이 흡수하기 때문에 그 부분이 짙게 찍힌다.

위암의 위험 인자

위암의 최대 위험 인자는 파일로리균 감염에 의한 위축성위염이다. 또한 염분의 과잉 섭취나 흡연도 위험 인자로 여겨진다.

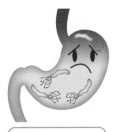

파일로리균 감염에
의한 위축성위염

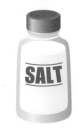

소금의 과잉 섭취

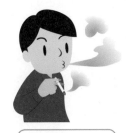

흡연

위암의 진행 단계와 치료 방법

전이 벽심달도	N0 림프절 전이 없음	N1 림프절 1~2개	N2 림프절 3~6개	N3a 림프절 7~15개	N3b 림프절 16개 이상	M1 원격 전이 있음
T1a, T1b 점막 내 또는 점막하층	I A	I B	II A	II B	III B	
T2 고유근층까지	I B	II A	II B	III A	III B	
T3 장막하층까지	II A	II B	III A	III B	III C	IV
T4a 장막표면이나 복강에 노출	II B	III A	III A	III B	III C	
T4b 기타 장기까 지 미친다	III A	III B	III B	III C	III C	

: 내시경에 의한 절제

: 수술에 의한 절제

: 화학요법에 의한 치료

림프절 전이: 위 주변 영역의 림프절로 불리는 것
에 전이된 갯수

※원격 전이: 벽심달도나 림프절 전이 개수와 상
관없이 원격 전이가 있다면 M1

위·십이지장궤양

POINT

- 심와부통증, 속 쓰림, 구역 등이 주요 증상이다.
- 출혈, 소화관의 천공, 유문부협착이 3대 합병증이다.
- 발병에는 파일로리균 감염과 NSAIDs와 관련되는 경우가 많다.

위나 십이지장 점막에 궤양이 생긴다

궤양이란 피부나 점막 하층 등의 조직이 결손되는 상태를 말하고, 그것이 위나 십이지장의 점막에 생긴 질병이 위·십이장궤양이다.

위·십이지장궤양 증상은 **심와부통증**(p.137)이나 속 쓰림, 식욕부진, 구역·구토 등이다. 또한 궤양 부분의 출혈이나 궤양이 깊어진 벽에 구멍이 뚫린 소화관천공, 만성적인 궤양으로 좁아지는 **유문부협착**등의 합병증이 발생한다. 출혈에 의해서 토혈과 **하혈**(p.146)이 나타나고, 그 상태가 지속되면 빈혈이 된다. 또한 **천공**이 생겨 대량으로 출혈하면 혈압이 떨어져서 **쇼크**가 발생하기도 한다.

합병증이 있다면 가장 먼저 치료

어떤 기전으로 궤양이 생기는지는 명확하지 않지만, 위나 십이지장의 점막을 지키는 기능(**방어 인자**)과 위산과 소화효소의 작용(**공격 인자**)에 대한 균형이 무너지기 때문이라는 주장이 유력하다. 그리고 이 균형이 무너지는 주요 원인이 **파일로리균 감염**과 NSAIDs의 사용이다.

천공으로 인한 출혈과 협착에 의한 통과 장애라는 합병증이 있을 경우에는 생명에 영향을 미치기 때문에 그 치료를 우선시하여 필요에 따라서는 수술이나 내시경 치료도 시행한다. 파일로리균 감염이 있으면 제균하고, NSAIDs를 계속 사용하고 있는지 검사한 후에 위산을 억제하는 약이나 점막을 보호하는 약으로 궤양을 치료한다.

시험에 나오는 어구

방어 인자
위의 점막을 산이나 소화효소 등으로부터 보호하는 것. 점액과 알칼리성 소화액 등을 의미한다.

공격 인자
위산과 위액의 소화효소(펩신) 등의 위 점막을 공격하는 것. 파일로리균과 NSAIDs, 흡연, 스트레스 등도 공격 인자가 된다.

키워드

천공
구멍이 뚫린 것. 소화관에 천공이 생기면 출혈만이 아닌 소화관 내의 세균을 포함한 내용물이 복강으로 흘러가서 복막염을 일으킨다.

유문부협착
위의 출구인 유문이 좁아져서 위 내용물이 흘러 오기 어려운 상태. 궤양 발생과 소멸을 반복하면서 좁아지는 것이 원인으로 여겨진다.

쇼크
혈압의 저하로 온몸 순환 장애가 발생하는 것. 혈액이 온몸에 충분히 전달되지 못하는 상태. 급격한 혈액량의 감소(출혈 등) 등이 원인.

위·십이지장궤양의 병인으로 여겨지는 것

소화관 점막을 지키는 방어 인자와 점막을 공격하는 공격인자의 균형이 무너지면서 공격 인자가 더 강해진 결과로 궤양이 생긴다는 주장이 유력하다. 특히 NSAIDs와 파일로리균의 영향이 크다.

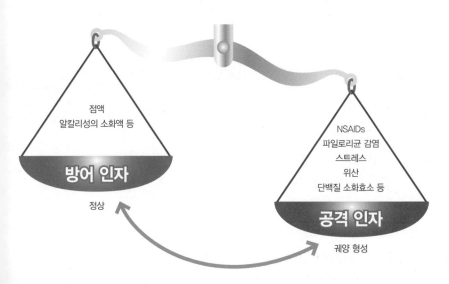

점액
알칼리성의 소화액 등

방어 인자

정상

NSAIDs
파일로리균 감염
스트레스
위산
단백질 소화효소 등

공격 인자

궤양 형성

위·십이지장궤양의 증상

출혈, 소화관천공, 유문부협착이 3대 합병증이다. 출혈이 많아지면 쇼크가 발생할 수 있다. 심와부통증이나 속 쓰림 등의 증상을 반복하면서 좋아지거나 악화되거나 한다.

3대 합병증	그 밖의 증상

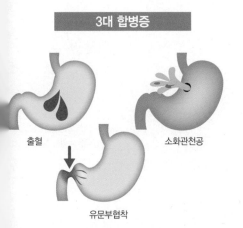

심와부통증
속 쓰림
식욕부진
구역·구토 등

출혈   소화관천공

유문부협착

소화기관의 대표 질환

과민성대장증후군

POINT
- 염증 등의 소견이 없는 데도 복통과 배변 이상이 계속되는 질병이다.
- 원인은 불명하지만 심리적·사회적 요인이나 유전적 요인과 관계가 있다.
- 치료는 배변을 개선하는 대증요법과 불안감을 줄이는 것이 중요하다.

원인 불명의 복통과 변비·설사가 계속된다

과민성대장증후군은 장에 염증이나 종양 등의 질병이 없는 데도 복통과 복부 불쾌감, 설사와 변비가 계속되거나 반복되는 질병이다. 배변하면 증상이 가벼워지는 것이 특징이다. 배변의 상태에 따라서 변비형, 설사형, 변비와 설사의 혼합형, 분류불능형으로 나눠진다. 이 질병은 젊은 여성에게 많은 경향이 있다.

원인은 알려지지 않았다. 그러나 살모넬라균 등의 **감염성장염**을 치료해서 나은 후에 이 질병이 발생할 수 있다고 알려져 있다. 또한 뇌의 기능과 장의 기능이 자율신경이나 호르몬 분비에 개입해서 상호 영향을 주고받는 **뇌장상관**의 구조가 이러한 증상을 일으킬 수도 있다. 즉, 스트레스를 받으면 악화되는 경향이 있고, 불안이나 우울, 어린 시절의 학대 경험과 같은 사회적·심리적 요인, 통증에 민감한 경향이나 특정한 종류의 유전자 이상 등의 유전적 요인이 이 질병의 배경이 되는 경우가 적지 않기 때문이다.

배변을 개선하고 불안감을 줄인다

원인을 알지 못하기 때문에 치료는 대증요법이다. 형태에 따라서 배변을 개선하는 약을 사용한다. 식생활을 개선하고 적당한 운동과 충분한 휴식으로 컨디션을 관리하면 스트레스가 줄어든다.

또한 불안감을 개선하기 위해서 **긴장완화법**과 **인지행동요법** 등을 적용하고, 항불안제나 항우울제를 투여한다. 의사나 전문가와의 신뢰관계가 중요해 환자의 호소를 잘 들어주고, 수용, 공감하는 것이 중요하다.

시험에 나오는 어구

과민성대장증후군
기질적인 질환이 없는 데도 복통이나 배변 이상이 계속되는 질병으로, 배변하면 가벼워지는 것이 특징이다. 원인 불명. 반복되는 복통과 복부의 불쾌감이 6개월 이전에 발생하고, 최근 3개월 사이에 3일 이상 증상이 나타나는 것이 진단 기준이다.

뇌장상관
뇌의 기능과 장의 기능이 자율신경과 호르몬에 의해서 상호 영향을 주고받는 구조

키워드

긴장완화법
긴장완화 반응을 유도하고 스트레스 반응을 감소시켜서 정신·신경·근육의 과도한 긴장을 경감·완화하는 방법.

인지행동요법
사고방식이나 인지, 행동습관이나 확신을 더욱 유연하고 온화한 것으로 바꿔서 괴로움이나 스트레스를 줄이는 치료.

과민성대장증후군의 증상

장에 기질적인 질병이 없는데도 설사나 변비, 복통 등의 증상이 나타난다. 배변하면 증상이 가벼워지는 것이 특징이다. 스트레스로 악화된다.

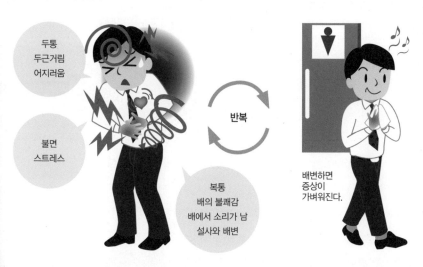

두통
두근거림
어지러움

불면
스트레스

반복

복통
배의 불쾌감
배에서 소리가 남
설사와 배변

배변하면
증상이
가벼워진다.

과민성대장증후군의 뇌장상관

뇌장상관이란 뇌의 기능과 장의 기능이 신경이나 호르몬의 개입으로 상호 영향을 주고받는 시스템. 과민성대장증후군은 유전적 요인이나 환경적 요인 등이 뇌와 장에 영향을 미쳐서 증상이 나타난다고 여겨진다.

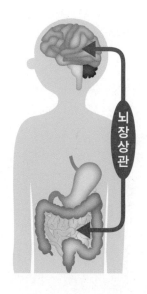

뇌
장
상
관

유전적 요인

· 염증
· 통각

환경적 요인

· 살모넬라균 등의 감염
· 장내세균총의 질
· 식물알레르기
· 과민증

사회적 요인

· 스트레스나 트라우마

심리적 요인

· 불안이 강해짐

대장암

POINT

- 대장암은 암에 의한 사망 3위로 비율이 계속 증가하는 추세다.
- 초기에는 자각 증상이 적어 분변잠혈검사가 조기 발견에 도움이 된다.
- 전이가 있어도 원발 부위를 절제할 수 있다면 수술한다.

서구식 식사는 대장암의 요인

대장암은 암이 생긴 장소에 따라서 상행결장암, 직장암 등의 명칭이 붙는다. 대장의 어떤 장소에도 발생할 수 있지만, 특히 S상결장과 직장에 많이 나타나는 경향이 있다. 대장암은 한국인의 암 사망 요인 3위이고, 대장암에 의한 사망률은 점점 증가하고 있다.

고지질, 고단백질로 식이섬유가 적은 **서구식 식사**는 대장암의 위험 인자이다. 또한 만성대장염 등의 염증성 질병이 대장암의 발생과 관계가 있다고 여겨진다. 또한 유전적인 원인이 있을 경우 비교적 젊은 나이에 발생하기도 한다.

가능하다면 절제하는 것이 치료의 기준

초기에는 거의 자각 증상이 없고, 건강검진의 분변잠혈검사가 조기 발견에 도움이 된다. 진행되면 복통, 변비, 설사, 복부팽만 등의 자각 증상이나 변이 가늘고, 피가 섞여 나오는 증상이 나타난다. 이러한 증상은 통과하는 변이 액상인 대장 전반부보다 고형이 되는 대장 후반부에서 나타나기 쉽다.

앞에서 언급한 분변잠혈검사 외에 대장내시경검사, **관장조영**, CT검사, 혈액검사 등으로 진행 단계 등을 판단한다. 치료의 기본은 수술에 의한 절제이다. 어느 정도 진행되어서 전이가 있을 경우에도 원발 부위를 절제할 수 있다면 수술을 한다. 또한 몇 가지 항암제를 조합하거나 **분자표적제와 면역체크포인트 저해제**라 불리는 약을 사용하는 등 약물요법으로도 치료 결과가 좋아지고 있다.

시험에 나오는 어구

대장암
대장에 생기는 암. S상결장과 직장에 많이 나타난다.

분자표적제
암세포의 증식에 필요한 특정 분자를 공격해서 암세포의 증식을 막는 항암제.

면역체크포인트 저해제
암은 자신을 공격하려는 면역세포를 속여서 공격하지 못하게 하는 힘을 가지고 있다. 이 약은 면역세포가 속지 않도록 하여 암을 공격하게 하는 것.

키워드

관장조영
항문에서 대장으로 조영제를 주입해서 조영하는 검사. 암이 있으면 먹다 남은 사과심과 같은 형태로 보이기도 한다. 이것을 apple core sign이라고 한다. 대장암에 특징적인 소견.

메모

대장암에 의한 사망
암에 의한 사망 중에서 대장암 사망은 여성이 2위, 남성이 4위이다.

대장암의 증상

초기에는 대부분 무증상으로 건강검진의 분변잠혈검사가 조기 발견에 도움이 된다. 진행되면 복통과 배변 장애 등의 자각 증상이 나타난다.

대장암의 증상

초기
- 거의 무증상
- 분변잠혈검사 양성

진행되면
- 복통
- 변비
- 설사
- 복부팽만감
- 변이 가늘다.
- 변에 피가 섞여 있다.

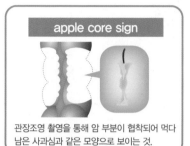

apple core sign

관장조영 촬영을 통해 암 부분이 협착되어 먹다 남은 사과심과 같은 모양으로 보이는 것.

대장암의 진행 단계와 치료 방법

전이 / 벽심달도	M0 원격 전이 없음 N0 림프절 전이 없음	N1 옆 림프절 + 중간 림프절 총 3개 이하	N2a 옆 림프절 + 중간 림프절 총 4개~6개	N2b N3 옆 림프절 + 중간 림프절 7개 이상 또는 주림 프절로 전이	M1 원격 전이 있음 Any N 영역 외의 림프절
Tis 점막 내	0				
T1a 점막내층까지 1000μm미만	I	Ⅲa	Ⅲa	Ⅲb	Ⅳ
T1b 점막내층까지 1000μm이상	I				
T2 고유근층까지			Ⅲb		
T3 장막하층 또는 외막까지	II	Ⅲb			
T4a 장막표면에 노출				Ⅲc	
T4b 다른 장기로 직접 침투		Ⅲc	Ⅲc		

- : 내시경에 의한 절제
- : 수술 또는 화학방사선요법
- : 화학요법에 의한 치료

림프절 전이: 영역 림프절은 장관옆 림프절, 중간 림프절, 주 림프절로 나눠진다.

※원격 전이: 영역 외의 림프절과 기타 장기로 전이가 있다면 M1

간염

- 간염은 간염바이러스의 감염에 의한 것이 많다.
- 급성간염은 급성 악화나 만성화가 되지 않도록 하는 것이 중요하다.
- 만성간염은 간암으로 발전하기도 한다.

바이러스성 간염이 많고, 급성과 만성이 있다

간염은 간에 염증이 발생하는 질병의 총칭이다. 주요 질병에는 **바이러스성간염**(A형, B형, D형, E형), **자가면역성간염**, **약제성간염**, **알코올성간장애**(p.172) 등이 있다. 갑자기 방생하는 것을 급성간염, 염증이 6개월 이상 지속되는 것을 만성간염이라고 한다.

급성간염은 간염바이러스로 인한 감염이다. 날 조개 등으로 경구감염되는 **A형간염**과 혈액이나 성교 등으로 감염되는 **B형간염**이 급성간염의 절반 이상을 차지한다. 증상은 전신권태감, 식욕부진, 구역·구토, 발열 등으로 황달이나 갈색소변을 보기도 한다.

안정과 식사요법으로 치료되는 경우가 적지 않다. 그러나 B형간염의 중증화와 **C형간염**의 만성화에는 주의가 필요하고, 이러한 간염의 경우에는 적극적인 약물요법을 시행한다.

만성간염은 자각하지 못하기도

일본에서는 만성간염의 약 70%가 C형간염, 약 20%가 B형간염이다. 전부 증상이 심하지 않고, 증상이 있다고 해도 몸이 나른하면서 식욕이 없는 정도여서 질병을 미처 자각하지 못하는 경우가 많다. 문제는 무증상이라도 염증은 계속 생기면서 서서히 간 조직이 섬유화되고, **간경변**에서 **간암**으로 발전할 가능성이 있다는 것이다.

혈액검사로 바이러스감염 등의 원인을 특정하고 간염의 상태를 검사해서 상황에 맞춘 약물요법을 시행한다. 정기적으로 통원해서 꾸준히 치료하면서 간암 등의 발생을 감시해야 한다.

A형간염
생굴 등으로 경구감염된다. 만성화나 간암이 되는 경우는 거의 없다.

B형간염
혈액이나 성교 등으로 감염된다. 급성간염이 되도 한다. 몇 %가 만성화되고, 간암으로 발전하기도 한다. 어릴 때 모자 감염으로 감염되면, 무증상인 채로 바이러스를 품게 되는 경우도 있다.

C형간염
혈액을 통해 감염된다. 증상이 별로 나타나지 않는 것이 특징. 긴 세월에 걸쳐서 만성간염에서 간암으로 진행된다.

간경변
간에 염증이 계속되고 되가진 간소엽이 섬유화되어 간 전체가 딱딱해지는 질병(p.172). 섬유화로 인해 간 표면이 울퉁불퉁해진다.

급성간염과 만성간염의 특징

■ 급성간염: 갑자기 발생

원인	증상
● A형간염(경구감염) ● B형간염(혈액감염, 성감염) ● 자가면역성간염 ● 약물성간장애 ● 알코올성간장애 등	● 전신의 권태감 ● 식욕부진 ● 구역과 구토 ● 발열 ● 황달, 갈색소변 등 → 중증화(특히 B형간염)

■ 만성간염: 염증이 6개월 이상 지속

원인	증상
C형간염(70%) ● 수혈, 주사기를 돌려 사용해서 감염 ● 20~40년의 세월을 거쳐서 간경변이나 간암 발생 **B형간염(20%)** ● 모자 감염	● 거의 무증상 ● 나른하다. ● 식욕이 없다. → 무증상으로 서서히 진행되고, 결국 간경변에서 간암으로 진행될 가능성이 있다.

알코올성 간장애 · 간경변

POINT

- 대량의 알코올이 간을 손상시킨다.
- 간염에서 간경변, 간암으로 진행하기도 한다.
- 손상을 입은 간 조직이 상처의 흔적처럼 섬유화된다.

알코올을 과음하면 간이 손상된다

알코올을 많이 마시거나 간이 쉴 수 없도록 자주 마시면, **알코올성간장애**가 되고, 그것이 진행되면 **지방간**이나 **간염**, **간경변**이 된다.

알코올은 몸에 독이 되기 때문에 간이 신속하게 독성을 없앤다(p.90). 그러나 음주량이 많아지면 간이 알코올을 처리하느라 힘이 부쳐서 지질 대사가 뒷전으로 밀린다. 그러면 다 처리하지 못한 지방이 간에 쌓여서 푸아그라와 같은 지방간이 된다. 또한 알코올이 대사되는 도중에 생긴 아세트알데히드가 간 조직을 손상시킨다. 게다가 알코올에 의해서 장내세균이 증가하면 세균의 죽은 세포에서 나오는 **엔도톡신**이 장으로 흡수되기 쉬워지고, 이것이 간으로 흘러들어가서 조직을 손상시켜 간염으로 이어진다.

간경변에서 간암이 될 위험이 높다

손상된 조직은 상처 자국처럼 딱딱하게 섬유화된다. 섬유화되면 원래대로 돌아가지 못하고, 섬유화된 부분이 협착되어 간 표면이 울퉁불퉁해진다. 이것이 간경변이다. 간경변이 되면 간이 할 일을 처리하지 못해서 혈액 속에 **암모니아** 등의 독성 물질이 증가하고, **간성뇌증**이라 불리는 의식장애가 발생한다. 또한 문맥에서 나온 혈액이 간으로 들어가지 않고 옆으로 흘러 여기저기에 **정맥혹**이 생기거나, 혈관에서 혈장이 빠져나와 복수가 고이기도 한다.

간경변은 간암으로 진행되는 일이 적지 않다. 무엇보다 금주하고, 남은 간 기능을 지키면서 간암이 되지 않도록 정기적으로 확인한다.

시험에 나오는 어구

알코올성간장애
알코올에 의해서 간 조직이 손상을 입은 상태. 지방간, 간염, 간경변에서 간암으로 진행되기도 한다. 금주가 필요.

엔도톡신
대장균 등의 그램음성균의 세포벽 성분으로 세포이 파괴되면 유리된다. 독성이 있고, 간 등의 조직에 장애를 준다.

간성뇌증
간 기능 저하와 문맥압 상승으로 단백질의 중간대사산물인 암모니아 등의 독성물질이 뇌에 도달해서 의식장애가 생긴다

메모

적당량의 알코올이란
음주는 적당량 마시면 건강에 해를 주지 않는다고 여겨진다. 적당량은 순알코올로 치면 하루에 20g이고, 맥주(알코올 도수 5%)라면 500mℓ, 사케라면 한 잔, 와인이라면 200ml 정도.

알코올성간장애에서 간경변 · 간암으로

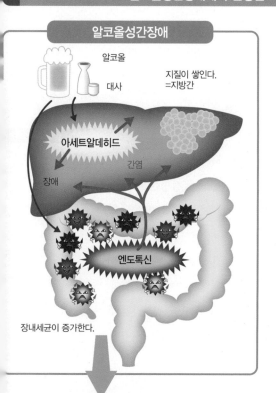

알코올성간장애

알코올

대사

지질이 쌓인다.
=지방간

아세트알데히드

간염

장애

엔도톡신

장내세균이 증가한다.

알코올을 과음하면 지질의 처리가 뒷전으로 밀려서 지방간이 된다. 중간대사물인 아세트알데히드나 장내세균에서 유래된 독성물질이 간에 손상을 입혀 간염이 된다. 그리고 손상된 조직이 섬유화되서 간이 딱딱해지고 간경변이 되다가 결국 간암이 되기도 한다.

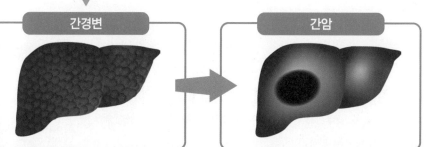

간경변

간암

COLUMN ### 간염 · 알코올성간장애에 유용한 운동요법

간염이나 알코올성간장애 등 간에 문제가 있을 경우 과거에는 안정을 권했지만, 최근에는 골격근육량의 감소(사르코페니아)를 방지하고, 비만이 되지 않기 위해서 운동요법이 유용하다고 여겨진다.

간암

POINT
- 원발성 간암과 전이성 간암이 있는데, 전이성이 압도적으로 많다.
- 원발성 간암 대부분은 간세포암이다.
- 간세포암의 대부분은 C형·B형 간염바이러스성 간염이 원인이다.

원발성 간암은 전이성의 20분의 1

간암에는 간에서 발생하는 **원발성 간암**과 다른 장기에서 전이되는 **전이성 간암**이 있는데, 여기서는 원발성 간암에 대해서 설명한다. 숫자 상으로 봤을 때 압도적으로 전이성 간암이 더 많고, 원발성 간암은 전 이성 간암의 20분의 1이다.

원발성 간암의 95%는 간세포에서 발생하는 **간세포암**으로 그중 60% 는 C형, 그 다음 15%가 B형 바이러스성 만성간염이 원인이다. 60세 이 상의 남성에 많고, 음주나 흡연이 위험 인자이다. 또한 원발성간암의 5%는 간내담관암으로 이것도 60세 이상의 남성에 많이 발생하는 경향 이 있는데, 원인은 명확하지 않다.

간경변으로 인해 동시다발적으로 발생하기도

간세포암은 만성간염에서 간경변, 간암으로 진행되는 일이 많기 때 문에 만성간염을 치료하는 경우에도 간암의 발생 유무를 정기적으로 확 인한다. 특히 간경변의 경우에 간 어디에서 암이 발생해도 이상하지 않 고, 시간을 두고 다발적으로 복수의 장소에서 발생하는 일(**다중심성발 암**)도 있어서 방치는 위험하다.

치료법은 남은 간 기능과 종양의 수나 크기 등을 종합해서 결정한다. 수술로 암이 있는 구역(p.85)을 절제하는 것 외에 라디오파나 마이크로 파로 종양을 태우는 치료, 에탄올을 주입하거나 종양으로 향하는 혈관 을 막아서 암을 괴사시키는 치료도 있다. 항암제에 의한 치료나 간이식 도 치료의 하나이다.

시험에 나오는 어구

간암
원발성간암과 전이성간 암이 있고, 95%는 전이성 이다.

원발성 간암
간에서 발생하는 암의 총 칭. 다른 장기에서 전이되 온 것을 전이성 간암이라 고 한다. 원발성 간암에는 간세포암과 간내담관암이 있다.

간세포암
간세포에서 발생하는 암 으로 원발성 간암의 대부 분을 차지한다. C형·B형 간염바이러스에 의한 만 성간염이 원인의 대부분 을 차지한다.

키워드

다중심성발암
간경변 상태라면 간 어디 에서 암이 발생해도 이상 한 일이 아니다. 그중에 동시다발적으로, 또는 시 간 차를 두고 여러 장소에 서 암이 발생하는 것을 다 중심성발암이라고 한다.

원발성 간암과 전이성 간암

간암에는 간에서 발생하는 원발성 간암, 다른 장기에서 전이된 전이성 간암이 있는데, 대부분은 전이성 간암이다.

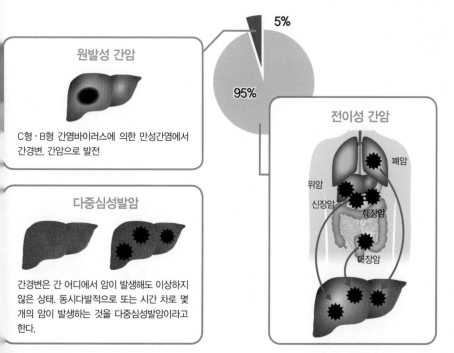

5%

95%

원발성 간암

C형·B형 간염바이러스에 의한 만성간염에서
간경변, 간암으로 발전

다중심성발암

간경변은 간 어디에서 암이 발생해도 이상하지
않은 상태. 동시다발적으로 또는 시간 차로 몇
개의 암이 발생하는 것을 다중심성발암이라고
한다.

전이성 간암

폐암
위암
신장암
췌장암
대장암

원발성 간암의 진행 단계

| 극소진전도 | 전이 | MO 원격 전이 없음 | | M1 원격 전이 있음 |
		N0 림프절 전이 없음	N1 림프절 전이 있음	
① 종양의 개수가 단발 ② 종양의 크기가 2cm이하 ③ 맥관 침습 없음※	**T1** ①②③ 모두에 해당	I	IVA	IVB
	T2 2개 항목에 해당	II		
	T3 1개 항목에 해당	III		
	T4 모두에 해당하지 않음			

※맥관 침습 없음: 문맥, 간정맥, 간내담관으로 침습이 없는 상태.

담석증

POINT

- 담도에 생긴 돌을 담석, 그에 따라 나타나는 증상이 담석증이다.
- 콜레스테롤 결석과 빌리루빈 칼슘석이 있다.
- 위험 인자는 '5F', 비만이나 고지질의 식사는 발생 위험률을 높인다.

담석증 대부분은 담낭결석

담낭이나 담관과 같은 담즙의 통로(담도)에 생긴 돌을 **담석**, 그 돌이 원인으로 통증과 같은 증상이 나타나는 것을 **담석증**이라고 한다. 돌이 있는 장소에 따라서 담낭결석, 총담관결석 등으로 부른다. 담석증의 약 70%는 담낭결석이다.

담석은 어떤 원인으로 담즙 성분이 쌓이는 것이다. 돌은 주로 콜레스테롤이나 빌리루빈 칼슘이 결합한 것으로 이루어졌다. 콜레스테롤만, 또는 빌리루빈만으로 생긴 돌도 있지만, 2개의 성분이 섞인 돌이 생기기도 한다. 콜레스테롤을 함유한 돌은 담낭 속에, 빌리루빈 칼슘으로 이루어진 돌은 담관에 생기는 경향이 있다.

40대 살찐 여성이 걸리기 쉽다

위험 인자는 Forty(40대), Female(여성), Fatty(비만), Fair(백인), Fecund(다산)의 '5F'이다. 동물성지방의 과잉 섭취나 **지질이상증**, 호르몬제의 사용, 임신, 당뇨병 등도 담석증의 위험률을 높인다.

돌이 있는 것만으로는 무증상이지만, 지질이 많은 식사 후에 담낭이 수축해서 담석이 담낭 경부나 담낭관에 걸리면 담낭의 내압이 상승하고 통증이 생긴다. 통증이 발작하면 항콜린제나 NSAIDs 등의 진통제가 투여된다. 담석은 돌의 장소와 통증 유무에 따라 담낭 절제 수술, **내시경**으로 십이지장에서 담도로 접근해 돌을 제거하는 치료 등을 한다.

시험에 나오는 어구

담도
담즙의 통로. 담관. 담낭관. 총담관 등

담석·담석증
담도에 생긴 돌을 담석, 그것으로 통증과 같은 증상이 나타나는 것을 담석증이라고 한다.

 키워드

지질이상증
혈액 속 지질에 있는 LD 콜레스테롤과 중성지방 등이 비정상적인 수치를 나타내는 것. 유익한 콜레스테롤인 HLD 콜레스테롤이 낮으면 이상 증상.

내시경·복강경
가늘고 좁은 관 끝에 카메라가 붙은 의료기기. 자유자재로 굽혀서 소화관 속을 관찰하거나 원발 부위를 절제하는 것이 내시경. 굽어지지 않는 타입으로 복벽에 작은 구멍을 뚫어 삽입하여 원발 부위에 접근하는 것이 복강경이다.

담석증의 분류와 특징

담석증 대부분이 담낭결석이다. 돌이 걸려 있어서 담즙의 흐름을 막거나, 십이지장에서 들어온 세균이 역행성감염을 일으킨다.

담낭결석

70%

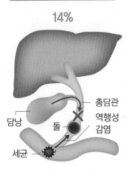

담낭 속에 돌이 생긴다. 담낭이 수축해서 돌이 담낭관 등에 걸리면 담낭 내압이 상승해서 통증이 생긴다.

총담관결석

14%

담낭 속에 돌이 생긴다. 담낭이

총담관에 있는 돌. 담낭 등의 상류에서 떨어지거나, 돌이 총담관 내에 생긴 것. 담즙이 막혀서 십이지장에서 역핵성감염이 발생한다.

간내결석

3.5%

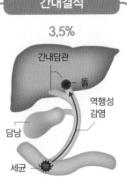

간내담관에 생긴 돌. 간의 좌엽에 많다. 간내담관암을 합병증으로 가지고 있는 경우가 많다. 십이지장에서 역행성감염을 일으키기도 한다.

담석증 증상

평소에는 증상이 없지만, 지질이 많은 식사 후에 담낭이 수축해서 담석이 담낭관 등에 걸리면 강한 통증과 구역증을 동반하는 담석발작을 일으킨다.

평소에는 무증상

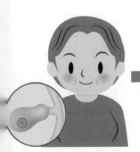

돌은 담낭 안에

지질이 많은 식사

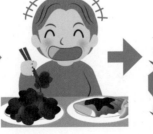

담석발작

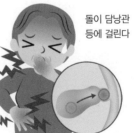

돌이 담낭관 등에 걸린다

오른쪽 늑골 아래부위 통증, 심와부통증 오른쪽 어깨나 등의 통증 구역·구토

시간이 지나면 좋아진다.

담도감염증(담낭염·담관염)

- 담즙의 통로가 막혀서 감염을 일으키는 것이 담도감염증이다.
- 담낭의 출구가 돌로 막혀서 생기는 것이 담낭염이다.
- 담관염은 급격하게 중증으로 발전해서 쇼크나 의식장애를 일으킨다.

담낭의 출구에 돌이 걸려서 발생하는 담낭염

담도 어딘가의 감염으로 염증이 발생한 것이 **담도감염증**으로 담낭염과 담관염이 있다.

담낭염은 담낭의 출구에 **담석**(p.176)이 걸려서 담즙이 막히는 것이 원인이다. 담즙의 자극으로 점막이 손상을 입고, 장에서 들어오는 대장균 등의 세균에 의해 감염이 발생한다. 심한 경우에는 담낭에 구멍이 생기고, 담즙이 복강 내로 누출되어 복막염을 일으킨다.

주요 증상은 오른쪽 늑골 아래부위의 통증, 발열, 구역과 구토 등이다. 오른쪽 늑골부위를 압박하면서 숨을 들이마실 때 통증으로 인해 숨이 멈추는 **머피 징후**(Murphy's sign)가 특징이다. 치료의 원칙은 담낭의 적출이다.

갑자기 증세가 나빠지기도 하는 담관염

담관염은 총담관에 담석이 걸리거나 또는 종양이 생겨서 담즙이 정체되는 것이 원인이다. 출구를 잃은 담즙이 담관 내에 정체되고 장에서 들어온 대장균 등의 세균에 의해 담관에 염증이 생긴다.

담관염의 경우 갑자기 병세가 나빠져서 중증 상태가 될 수 있다. 담관에 염증을 일으킨 세균이나 세균의 세포벽 성분에서 독성이 있는 **엔도톡신**을 함유한 담즙이 간으로 역류해 혈관까지 들어오면 쇼크, 의식장애, 급성신부전 등 위독한 증상으로 사망하는 경우가 있다. 이 상태를 **중증의 급성담관염**이라고 한다. 이를 예방하기 위해서 담관염은 내시경이나 피부벽으로 튜브를 삽입해 신속하게 담즙을 배출해야 한다.

시험에 나오는 어구

담도감염증
담석이나 종양 때문에 담즙의 흐름이 정체되고, 장에서 나온 대장균 등에 의해서 감염이 일어난다. 담낭에 생기는 담낭염과 담도에 생기는 담관염이 있다.

담낭염
담낭의 출구에 담석이 걸려서 담즙이 정체되고 담낭으로 들어간 대장균 등에 의해서 염증이 생긴다. 치료의 원칙은 담낭의 적출.

담관염
총담관이 담석으로 막히거나 종양이 생겨서 담관을 막으면서 생긴다. 담관에 세균 감염이 발생하고 그 세균과 세균에서 유래된 엔도톡신이 간으로, 혈관 내로 역류해서 쇼크가 생기는 중증의 급성담관염을 일으키기도 한다.

담낭염의 원인과 증상

담낭염의 주요 원인은 담석이고, 주요 증상은 식후 늑골부위 통증이나 발열 등이 있다.등이다.

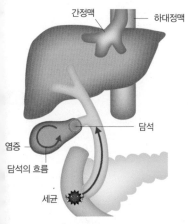

간정맥

하대정맥

담석

염증

담석의 흐름

세균

담석이 담낭 등에 쌓여 담즙이 나오지 못하게 된다. 담즙의 자극에 의해 담낭 점막이 손상을 입거나 장에서 세균이 역행해서 감염을 일으키기도 한다.

머피 징후

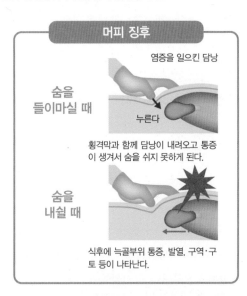

염증을 일으킨 담낭

숨을 들이마실 때

누른다

횡격막과 함께 담낭이 내려오고 통증이 생겨서 숨을 쉬지 못하게 된다.

숨을 내쉴 때

식후에 늑골부위 통증, 발열, 구역·구토 등이 나타난다.

담관염의 원인과 증상

담관염은 담석이나 종양이 담즙의 흐름을 막아서 발생한다. 사망할 수도 있는 중증의 급성담관염을 일으키기도 하므로 신속하게 담도 배액이 필요하다.

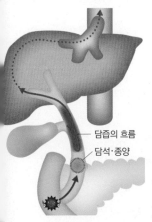

담즙의 흐름

담석·종양

총담관의 담석이나 종양이 담즙을 막는 것이 원인. 장에서 나온 세균이 들어가서 염증을 일으킨다. 장내세균의 영향으로 중증의 급성담관염을 일으키기도 한다.

담도 배액

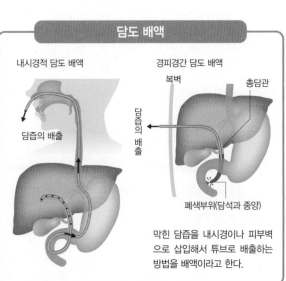

내시경적 담도 배액

담즙의 배출

경피경간 담도 배액

복벽

총담관

담즙의 배출

폐색부위(담석과 종양)

막힌 담즙을 내시경이나 피부벽으로 삽입해서 튜브로 배출하는 방법을 배액이라고 한다.

담낭암 · 담관암

- 담낭에 생기는 담낭암은 대체로 고령의 여성에게 많이 나타난다.
- 담관암은 간문부 담도암과 원위부 담관암으로 나눠진다.
- 암이 생기는 장소에 따라서 황달이 생기거나 생기지 않거나 한다.

고령의 여성에게 많은 담낭암

담낭암은 담낭 속이나 담낭관에 암이 생기는 질병으로 대체로 고령의 여성에게 많다. 초기에는 대부분 무증상이지만, 오른쪽 상복부의 통증이나 구역·구토, 식욕부진, 체중 감소 등의 증상이 나타나고, 진행되면서 담즙의 흐름이 정체되면 **황달**(p.148)이 나타나기도 한다.

초음파검사나 혈액검사 등으로 담낭암을 진단받은 경우에는 진행 단계에 맞춰서 담낭과 림프절 등을 절제한다. 수술이 불가능할 경우에는 항암제 등으로 치료를 시행한다.

간문부 암과 원위부 담관암으로 나눠지는 담관암

담관이나 총담관에 생기는 **담관암**은 대체로 고령의 남성에게 많다. 담관암은 암의 장소에 따라서 나타나는 증상이나 치료법이 다르기 때문에 **간문부 담관암**과 **원위부 담관암**으로 분류한다. 간내 담관에 생기는 암도 있는데, 이것은 간암으로 다룬다.

담관암은 막힌 담즙이 간쪽으로, 또는 혈액으로 역류해서 황달을 일으키기 쉬운 것이 특징이다. 간문부 담관암도 황달이 발생한다.

치료 원칙은 수술에 의한 절제이다. 간문부 담관암의 경우에 담관만이 아닌 담낭이나 간의 일부, 그 주변의 림프절도 절제한다. 원위부 담관암의 경우에는 담낭과 총담관에 더해서 위의 일부나 췌두부, 주변의 림프절까지 절제하기도 한다. 수술을 못할 경우에는 항암제 등으로 치료를 시행한다.

담낭암 증상과 치료

담낭암은 고령의 여성에게 많은 암이다. 주요 증상과 치료는 다음과 같다.

담낭암 증상

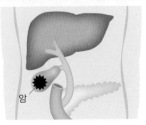

담낭 속에 암이 생기는 것이 담낭암. 초기에는 대부분 무증상. 어느 정도 진행되면 오른쪽 상복부 통증, 구역·구토, 식욕부진, 체중 감소, 황달 등이 나타난다.

담낭암의 치료

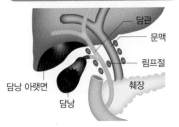

초기라면 담낭만 절제하지만, 진행되었을 때는 간 일부나 주변의 림프절도 절제한다. 항암제에 의한 치료도 시행한다.

담관암의 증상과 치료

담관암 증상

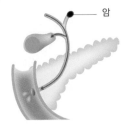

간문부 담관암

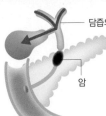

원위부 담관암

담즙의 흐름이 막혀서 역류한다.

초기에는 무증상이 많지만, 진행되면 전신 권태감이나 식욕부진 등의 증상이 나타난다. 담관암은 담즙의 흐름이 막혀서 역류하는 것으로 황달이 발생하기 쉽다.

담관암의 치료

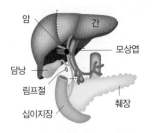

간문부 간담관의 절제 범위

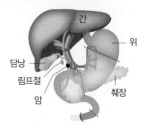

원위부 담관암의 절제 범위

암이 생기는 장소에 따라서 절제 범위가 다르다. 수술이 불가능할 경우에는 항암제 등에 의한 치료를 시행한다.

181

췌장염(급성췌장염 · 만성췌장염

POINT
- 췌장염은 급성, 만성 모두 지나친 음주가 가장 큰 원인이다.
- 급성췌장염은 소화효소가 췌장 자체를 소화시키는 질병이다.
- 만성췌장염은 서서히 췌장의 기능을 잃어버리는 질병이다.

쇼크를 일으켜서 사망할 수 있는 급성췌장염

급성췌장염은 지나친 과음이 원인으로 췌액에 포함된 단백질 **소화효소**(p.56·104)가 췌장 자체나 주변의 장기를 **자기소화**시키는 질병이다.

췌액이 통과하는 도관은 벽에서 분비되는 점액으로 보호되고 단백질 소화효소의 경우 분비 시점에 소화능력이 없어서 십이지장으로 분비된 후 활성화되므로 췌장 자체가 소화되는 일은 없다. 그런데 담석 등이 흐름을 막아서 췌액이 역류하거나, 알코올이나 약물 등의 영향으로 췌장 조직이 손상을 입으면, 소화효소가 췌장 속에서 활성화되어 자기소화를 시작한다. 심한 복통이나 등 부위 통증, 구역·구토 등이 생기고, 증세가 위중할 경우 쇼크를 일으켜 사망할 수도 있다. 신속하게 입원해서 금식과 수액, 진정제 투여 등의 치료를 시행한다.

소화효소도 호르몬도 나오지 않는 만성췌장염

만성췌장염은 장기적인 알코올의 대량 섭취로 인해 췌장의 염증이 지속되고, 오랜 세월에 걸쳐 췌장 조직이 섬유화, 석회화되면서 서서히 기능이 저하되는 질병이다. 음주 후나 지질이 많은 식사 후에 복통 발작이 일어나는 상태가 5~10년이나 지속된다. 결국 췌장 장애가 발생하고 소화효소 분비가 되지 않아 설사와 지방변이 계속되는 데다 호르몬 분비도 되지 않아 **당뇨병**이 발생한다.

치료에는 금주가 절대 조건이다. 또한 췌장 조직은 손상을 입으면 회복되지 않기 때문에 부족해진 소화효소나 호르몬을 계속 약으로 투여해야만 한다.

시험에 나오는 어구

급성췌장염
담석이나 지나친 음주 등으로 췌액이 췌장으로 역류해서 췌장 자체를 소화시키는 질병. 쇼크가 생겨서 사망하는 일이 있다.

만성췌장염
장기적으로 대량의 알코올을 섭취하면 서서히 췌장 조직이 손상을 입고 결국에 외분비기능이나 내분비기능이 현저하게 저하된다.

자기소화
췌장에서 분비되는 소화액이 췌장 자체를 소화해 버리는 것

급성췌장염의 발생 기전과 증상

급성췌장염은 지나친 음주 등이 원인으로 췌장 단백질 소화효소가 췌장 자체를 소화시키는 질병이다.

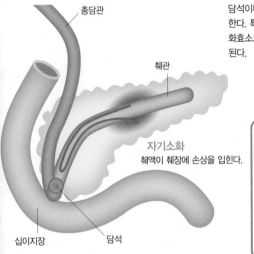

총담관

췌관

자기소화
췌액이 췌장에 손상을 입힌다.

십이지장   담석

담석이나 지나친 음주 등으로 췌액이 자기소화를 시작한다. 특히 트립신이 중요한데 트립신은 다른 단백질 소화효소도 활성화시키기 때문에 단숨에 자기소화가 진행된다.

급성췌장염 증상

- 갑자기 심한 복통
- 구역·구토
- 등 부위 통증
- 발열·오한
- 식욕부진
- → 위중한 상태가 되면 쇼크로 사망

만성췌장염의 과정

만성췌장염은 알코올 등의 영향으로 췌장 조직이 서서히 손상을 입다가 결국에는 외분비기능과 내분비기능까지 저하되는 질병이다.

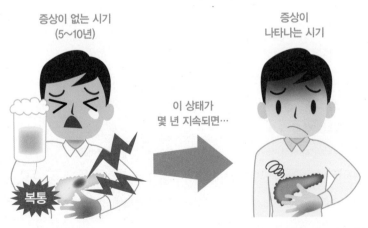

증상이 없는 시기
(5~10년)

이 상태가
몇 년 지속되면…

증상이
나타나는 시기

복통

췌장의 외분비기능과 내분비기능이 어느 정도 유지되는 시기이다. 음주 후나 지질이 많은 식사 후에 복통, 설사를 하는 경우가 있다.

결국 외분비기능과 내분비기능 전부 저하되어 소실되는 시기이다. 설사·지방변이 나온다. 당뇨병이 발생한다.

췌장암(췌암)

POINT

- 췌장암은 일반적으로 췌간에 생기는 췌암을 말한다.
- 증상이 나타나지 않고, 발견했을 때는 이미 진행되고 있는 경우가 많다.
- 당뇨병이 발생해 발견되기도 한다.

췌장암은 조기 발견이 어렵다

췌장에 생기는 암에는 몇 가지 유형이 있는데, 가장 많은 것이 췌관 세포에서 생기는 **췌암**으로 일반적으로 '췌장암'이라고 한다.

췌장암은 고령자에 많고, 이 질병에 걸린 환자수와 사망자수는 서서히 증가하고 있다. 초기 단계에서는 증상이 나타나기 어렵기 때문에 발견했을 때는 이미 수술하지 못할 정도로 진행된 경우가 많다. **5년 생존율**은 10% 정도로 암 중에서 가장 **예후**가 나쁜 질병이다.

유전적인 요인이 있거나 흡연자는 정기검사 필요

진행되면 복통이나 등·허리 부위의 통증, 황달, 체중 감소 등의 증상이 나타난다. 또한 암으로 인해 췌장 호르몬을 분비하는 기능이 저하되면 갑자기 **당뇨병**이 발생하거나 악화된다. 당뇨병이라고 생각했는데 검사해 보니 췌장암인 경우도 있다.

유전적으로 **췌장염**이나 **만성췌장염** 등 췌장의 질병이 있을 경우에는 췌암이 발생할 확률이 높다. 또한 흡연도 위험 인자이다. 조기 발견이 어려운 암이기 때문에 걸릴 확률이 높다고 생각되는 사람은 정기적으로 검사를 받아보는 것이 중요하다.

절제할 수 있는 단계에서 발견되면 수술을 하고, 수술 후에는 항암제 치료를 시행한다. 그러나 앞에서 설명한 것처럼 수술이 불가능한 상태에서 발견되는 경우가 많고, 그 경우에는 항암제 치료나 항암제와 방사선요법을 조합한 화학방사선요법을 시행한다.

 시험에 나오는 어구

췌암

췌관 세포에 생기는 암으로 정식으로는 침투성췌간암이라고 한다. 일반적으로 '췌장암'이라고 하면 이 질병을 말한다. 고령자에게 많다. 조기 발견이 어렵고, 5년 생존율은 10% 정도이다.

 키워드

5년 생존율

진단을 받은 후 5년 후에 환자가 어느 정도 살아 있는지를 나타낸다. 주로 암치료 효과를 판단할 때 사용된다.

예후

질병의 향방. 예측을 말한다. '예후가 나쁘다' '예후 불량'이란 사망할 가능성이 높다는 뜻이다.

췌장암 증상

초기에는 대부분 무증상이라서 발견이 어렵다. 복통이나 황달 등의 증상이 나타날 때는 이미 어느 정도 진행된 경우가 많다.

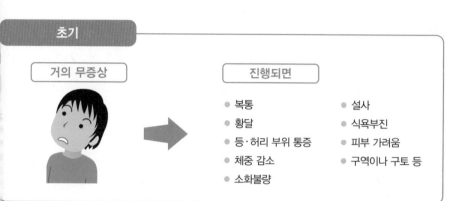

초기

거의 무증상

진행되면
- 복통
- 황달
- 등·허리 부위 통증
- 체중 감소
- 소화불량
- 설사
- 식욕부진
- 피부 가려움
- 구역이나 구토 등

췌장암의 진행 단계

췌장암의 스테이지는 일본췌장학회에서 발표한 것과 국제적으로 사용되는 국제암연맹(UICC)의 분류가 있는데, 둘 다 사용되고 있다.

전이 극소진전도	영역 림프절의 전이		다른 장기로의 전이가 있다
	없다	있다	
크기가 2㎝ 이하로 췌장 내에 있다.	ⅠA		
크기가 2㎝를 넘지만 췌장 내에 있다.	ⅠB	ⅡB	Ⅳ
암이 췌장 밖으로 나갔지만, 공장동맥이나 상장간막동맥에는 영향을 미치지 않는다.	ⅡA		
암이 복강동맥 또는 상장간동맥에 영향을 미친다.	Ⅲ		

전: 일본췌장학회(편) 『췌암 취급 지침서』2016년 7월 (제7판) (가네하라 출판)

색인

바

사

아

그림으로 이해하는 인체 이야기

소화기의 구조

2023. 4. 12. 초 판 1쇄 인쇄
2023. 4. 19. 초 판 1쇄 발행

감 수 | 야마다 아쓰오
감 역 | 차재명
옮긴이 | 양지영
펴낸이 | 이종춘
펴낸곳 | **BM** (주)도서출판 **성안당**
주소 | 04032 서울시 마포구 양화로 127 첨단빌딩 3층(출판기획 R&D 센터)
| 10881 경기도 파주시 문발로 112 파주 출판 문화도시(제작 및 물류)
전화 | 02) 3142-0036
| 031) 950-6300
팩스 | 031) 955-0510
등록 | 1973. 2. 1. 제406-2005-000046호
출판사 홈페이지 | **www.cyber.co.kr**
ISBN | 978-89-315-5909-5 (04510)
| 978-89-315-8977-1 (세트)
정가 | **16,500원**

이 책을 만든 사람들
책임 | 최옥현
진행 | 김해영
교정·교열 | 윤미현
본문 디자인 | 상·想 company
표지 디자인 | 박원석
홍보 | 김계향, 유미나, 이준영, 정단비
국제부 | 이선민, 조혜란
마케팅 | 구본철, 차정욱, 오영일, 나진호, 강호묵
마케팅 지원 | 장상범
제작 | 김유석

www.cyber.co.kr ★★★
성안당 Web 사이트

UNDO KARADA ZUKAI: SHOKAKI NO SHIKUMI by Atsuo Yamada
Copyright © 2020 Atsuo Yamada, Mynavi Publishing Corporation
All rights reserved.

Original Japanese edition published by Mynavi Publishing Corporation
This Korean edition is published by arrangement with Mynavi Publishing Corporation, Tokyo
in care of Tuttle-Mori Agency, Inc., Tokyo, through Imprima Korea Agency, Seoul.

Korean translation copyright © 2023 by Sung An Dang, Inc.

편집: 유한회사 view 기획(야마모토 다이스케·가토 아카리), 이와이 히로유키(마이나비출판)
커버디자인: 이세 타로(ISEC DESIGN INC.)
본문디자인 · DTP: 나카오 쯔요시(주식회사 buzzcut-direction)
집필협력: 스즈키 야스코
일러스트: 이케다 토시오